学会では教えてくれない

アトピー性皮膚炎の正しい治療法

著 渡辺晋一
帝京大学名誉教授

日本医事新報社

謹 告

本書に記載されている事項に関しては，発行時点における最新の情報に基づき，正確を期するよう，著者・出版社は最善の努力を払っております。しかし，医学・医療は日進月歩であり，記載された内容が正確かつ完全であると保証するものではありません。したがって，実際，診断・治療等を行うにあたっては，読者ご自身で細心の注意を払われるようお願いいたします。

本書に記載されている事項が，その後の医学・医療の進歩により本書発行後に変更された場合，その診断法・治療法・医薬品・検査法・疾患への適応等による不測の事故に対して，著者ならびに出版社は，その責を負いかねますのでご了承下さい。

序　文

　私は日本で初めてのレーザー外来を帝京大学病院皮膚科に開設し，また皮膚真菌症治療の研究を行っていたので，皮膚真菌症やレーザー治療を求めて来院する患者を多くみてきた。しかし10年ほど前から，このような患者ばかりでなく，インターネットを頼りに都内はもちろん，地方からも私の治療を求めて来院する患者が多くなった。診察すると，その半数近くが難治性となったアトピー性皮膚炎患者である。私が皮膚科に入局した40年前は，重症アトピー性皮膚炎患者はほとんどいなかった。ところが，「脱ステロイド療法」が提唱されるようになってから，重症アトピー性皮膚炎患者が増えてきた。その後，脱ステロイド療法の見直しが行われ，重症アトピー性皮膚炎患者が減るのかと思われたが，また再び重症アトピー性皮膚炎患者が増えてきた。

　これらの患者は皮疹のため，生活に支障をきたすことが多い。特に女性では顔の皮疹を化粧でごまかすことが困難となり，外出できなくなった患者もいる。さらに見た目の問題だけでなく，痒みのために夜も寝られず，精神的にも追い込まれている患者も多く，中には会社を休んだり，仕事をやめた患者もいる。しかもこれらの患者は，長年大学病院や複数の皮膚科で治療を受けていた患者ばかりである。そしてこれらの患者が受けていた治療をみると，いずれも共通した特徴があった。それは保湿剤を全身に外用したあとにステロイドを患部だけに外用するとか，あるいはステロイド外用薬を保湿剤と混合して使用するなど，今までの皮膚科教科書には記載がなく，しかも世界標準治療のステロイド外用療法とは異なるものであった。

　このようにステロイド外用薬を保湿剤で置き換える「減ステロイド療法」は，かつての脱ステロイド療法に近いものであるが，このような外用療法が全国各地で行われている。

　このような治療を受けていた難治性アトピー性皮膚炎患者を，最も強力なステロイド外用薬で治療すると，2～3週間程度で良くなり，痒みも劇的に消失し，そのあとのコントロールも容易となる。さらに患者からは非常に感謝される。このことから世界標準治療である適切なステロイド外用療法を行えば，アトピー性皮膚炎が難治となることはほとんどないことがわかった。つまり，これらの治療の多くは，アトピー性皮膚炎に対する二重盲検比較試験が一度も行われることなく（動物実験データはあるが）提唱された，利益相反に基づいた治療法であると筆者は考える。

　そこで難治性アトピー性皮膚炎で悩んでいる患者を救うべく，日本の皮膚科治療の問題点を指摘しようと試みたが，なかなか講演する機会が与えられなかった。製

薬会社がサポートする講演会は全国各地で数多く行われているが，私のように皮膚科治療の問題点を指摘する講演にはスポンサーがつかない．それでも稀に地方の皮膚科医会からアトピー性皮膚炎治療の講演を依頼されることがある．しかし私の講演時間はたった1時間で，すべてをお話しすることはできない．また私の講演後に，聴衆から「ぜひ講演内容を本にして頂きたい」との強い要望があったため，この本を書く決心をした．

　本書の構成は，最初に湿疹・皮膚炎の話から始めて，本題であるアトピー性皮膚炎の解説に移る．アトピー性皮膚炎の解説では，最初に皮膚科の教科書や日本皮膚科学会のガイドラインに記載されているアトピー性皮膚炎の診断について述べる．日本の診断基準は海外と多少異なる点もあるが，大きな問題はない．問題はアトピー性皮膚炎の検査や治療である．そこで日本で汎用されているアトピー性皮膚炎の検査を海外のガイドラインをもとに検証すると，ほとんど意味がないということになった．治療に関しては，難治性となったアトピー性皮膚炎でも，容易に寛解にもっていくことが可能であることがわかった．その後，難治性となった原因を探る目的で，患者がこれまで受けていた治療を問診やお薬手帳でわかる範囲内で調べた．そしてこれらの治療法が妥当であったかを，世界標準の皮膚科教科書や欧米のガイドライン，またコクラン・レビューで検証した．その結果，減ステロイド療法の問題点を明らかにした．さらに実際に診療してわかった患者側の想定できない治療行為や，医師側の想定できない治療行為(ステロイドバッシングなどを含む)に対する問題点も指摘し，アトピー性皮膚炎に対する正しい外用薬の使い方を示す．また今後日本でも認可されるアトピー性皮膚炎に対する新しい治療薬の治験データから，わかる範囲内でこれらの治療薬のメリット・デメリットを述べる．その後にアトピー性皮膚炎に合併しやすい感染症の解説をした．

　アトピー性皮膚炎は患者の遺伝的な素因を変えることは困難であるが，適切なステロイド外用療法を行えば，コントロールが容易な疾患である．アトピー性皮膚炎ばかりでなく湿疹・皮膚炎の治療を，利益相反に基づいた治療(COI based treatment)から証拠に基づいた治療(evidence based treatment)に変えなければ，日本の皮膚科は存在意義を失ってしまう．実際，先進国の中で日本では重症のアトピー性皮膚炎患者が多いことが知られている．本書により，アトピー性皮膚炎で苦しんだり，悩んだりしている患者が少しでも減ることになれば，望外の喜びである．

2019年4月　渡辺晋一

目次

1章 湿疹・皮膚炎とは　　1
1. 外因性の湿疹・皮膚炎とは　　2
2. 内因性の湿疹・皮膚炎とは　　20

2章 アトピー性皮膚炎とは　　29
1. アトピー性皮膚炎の概要　　30

3章 アトピー性皮膚炎の治療　　51
1. 難治性となったアトピー性皮膚炎患者に対し当科で行った治療とその治療成績　　52
2. 難治性アトピー性皮膚炎となった患者がそれまでに受けていた治療とその治療法に対する検証　　87

4章 正しい外用薬の使い方　　131
1. どの外用薬を選択するか　　132
2. ステロイド外用療法　　135
3. 正しい外用方法　　153
4. ステロイドを使用しても，良くならないときに考えること　　159
5. プロアクティブ療法　　182
6. アトピー性皮膚炎を含む湿疹・皮膚炎の治療原則　　187

5章 アトピー性皮膚炎に対する新しい治療　　193
1. ステロイド外用薬以外の薬剤　　194

6章 アトピー性皮膚炎に合併する感染症対策　　209
1. 伝染性膿痂疹との鑑別　　210

7章 患者の願う医療とは　　219
1. COIとEBM　　220

● 索引　　227

1章
湿疹・皮膚炎とは

1章

湿疹・皮膚炎とは

1 外因性の湿疹・皮膚炎とは

　外因性の湿疹・皮膚炎は表1のように分類することが可能である。代表的なものは接触皮膚炎，俗に言う「かぶれ」である。おむつや糞便などの刺激によって生じるおむつ皮膚炎（おむつかぶれ）（図1，2）や洗剤や水仕事などが原因で生じる主婦（手）湿疹（図3，4）も広い意味での接触皮膚炎である。ただし，おむつ皮膚炎はカンジダの寄生による乳児寄生菌性紅斑［乳児の皮膚カンジダ症（図5）］とは治療法も異なることから，その鑑別が重要である。鑑別のためには直接鏡検（図6）を行わなければならない。

　また日光に当たって生じる日焼けは日光皮膚炎（図7）と言われ，皮膚科の教科書では光線性皮膚疾患（表2）に分類されているが，広い意味の外因性の湿疹・皮膚炎群である。光線性皮膚疾患にはいくつかの疾患があるが，

表1　外因性の湿疹・皮膚炎

- 接触皮膚炎（かぶれ）
  - （一次）刺激性皮膚炎
  - アレルギー性接触皮膚炎
- 光接触皮膚炎
  - 光毒性皮膚炎
  - 光アレルギー性接触皮膚炎
- おむつ皮膚炎
- 主婦（手）湿疹

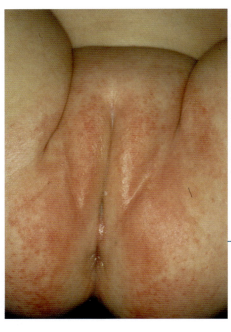

図1　おむつ皮膚炎①
おむつが当たる部位に一致して湿疹がみられるが，糞便や尿の刺激でも生じるので，おむつがあまり当たらない，しわ部位にも湿疹が生じることがある

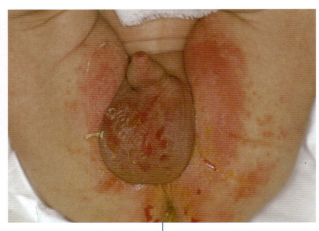

図2　おむつ皮膚炎②
皮膚のカンジダ症などと間違われ，抗真菌薬を外用されたり，ステロイドの外用などの適切な治療を行わないと，このように慢性湿疹の状態となることもある

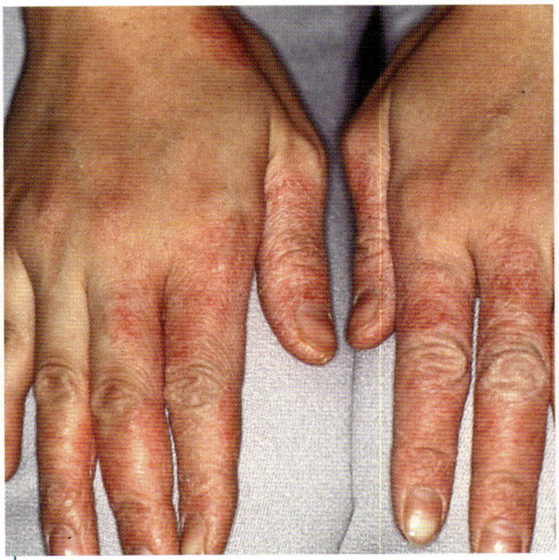

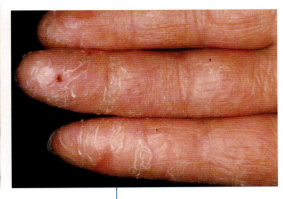

図3 手湿疹①
水仕事や手洗いなど手を濡らすことが原因となっているため，慢性に経過して慢性湿疹の状態となっていることが多い。また手湿疹の原因は手が汚いことだと思っている患者も多く，そのような患者は一生懸命に手洗いをしてよけいにひどくなっていることがあるので，治療と同時に正しい生活指導を行うことも重要である

図4 手湿疹②
この症例のように指先から始まり徐々に掌蹠（手のひら）のほうに進行することが多いので，進行性指掌角皮症と呼ばれることもある。俗に「あかぎれ」と呼ばれることもある

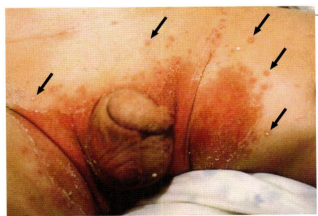

図5 乳児寄生菌性紅斑
乳児の皮膚カンジダ症の1型で，おむつ皮膚炎と紛らわしいが，皮膚カンジダ症では，紅斑の辺縁の鱗屑がオブラート状に剥けることが多く，病変周囲には衛星病巣（矢印）と呼ばれる小紅斑や膿疱が散在することが多い

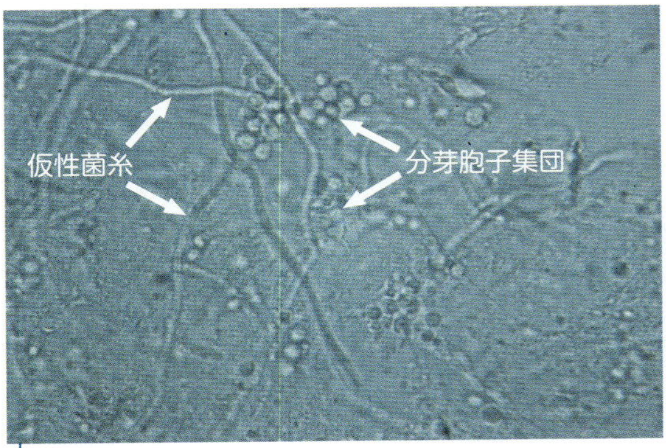

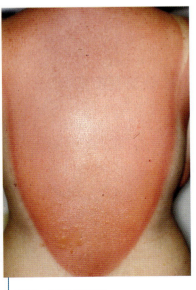

図6 皮膚カンジダ症の直接鏡検像
皮膚カンジダ症では直接鏡検で仮性菌糸とブドウの房状の分芽胞子集団がみられる

図7 日光皮膚炎
俗に言う「日焼け」である。屋外プールで過度の日光浴をして背中に生じた

表2 光線性皮膚疾患（光線性皮膚炎）の分類

- 日光皮膚炎（俗に言う「日焼け」）
- 光線過敏症
    - 外因性光線過敏症
        光毒性皮膚炎
        光アレルギー性皮膚炎
    - 内因性光線過敏症
        慢性多形日光疹
        日光蕁麻疹
        種痘様水疱症
        色素性乾皮症
        光線性類細網症
        その他

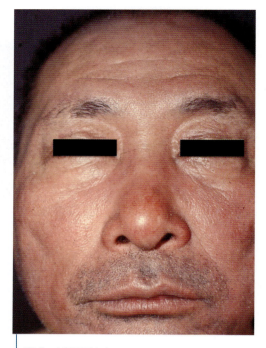

図8 光線過敏症
薬剤性の光線過敏症である。日光の当たる部位に一致して皮疹があるが、日が当たらない部位は、顎の下を含め皮疹がない

このうち光線過敏症（図8）はしばしば湿疹と間違われることがあるので、その鑑別が重要である。

1 光線性皮膚炎

　日光曝露によって生じる皮膚障害は光線性皮膚炎（表2）と呼ばれ、代表的なものは、日光皮膚炎〔俗に言う「日焼け」（図7）〕である。日光皮膚炎の程度は個人差があるが、過度の日光曝露があれば誰にでも生じる。皮疹は日焼けした部位に一致して生じ、さらに患者が日焼けしたことを認識していることが多いので、日光皮膚炎と診断することは難しくない。しかし光線過敏症（図8）は、患者はもちろん医師側も光線過敏症と気がつかないことが少なくないので、誤診されていることもある。ただし皮膚科専門医であれば、光線過敏症を念頭に患者を診察し、問診を行えば、診断はそれほど難しくないと思われる。

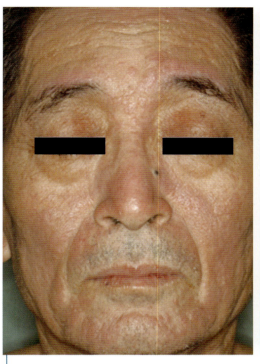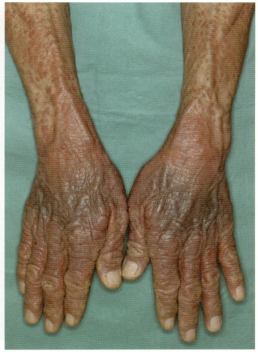

図9 光線過敏症と間違えられていた丘疹-紅皮症症候群（苔癬様続発性紅皮症）
手背に著しい苔癬化がみられ，顔にも紅斑があることから大学病院で光線過敏症を疑われ，精査治療されたが，軽快しないため，患者の希望もあり，当科を紹介された

① 光線過敏症を診断する際の注意点

　一般に患者は診察時に服を着ていることが多いので，目にみえるところに湿疹病変があると広範囲の湿疹・皮膚炎と診断されることもあるし，露出部位に湿疹があるので光線過敏症と間違えられることがある。そのため服を脱がせて診察することが重要で，日に当たる部位に一致して皮疹があり，日の当たらない顎の下などの部位には皮疹がないというnegative signを確認すれば，光線過敏症を誤診することはない。

　しかし実際は顔や手背など日が当たる部位に皮疹が目立ち（図9），大学病院で光線過敏症と診断されていた患者がいた。なかなか良くならないため，患者の希望もあり光線過敏症の疑いということで当科を紹介された。服を脱がせて全身を観察すると，体幹や四肢にも紅斑局面がみられ（図10），光線過敏症では，日が当たらないはずの顎の下にも皮疹があることから，光線過敏症は否定された。腹壁や頸部など，体表の大きなしわに沿って皮疹が欠如する"deck-chair sign"が認められたため，丘疹-紅皮症症候群(苔癬様続発性紅皮症)と診断した。

　この患者はクロベタゾールプロピオン酸エステル（デルモベート®）軟膏の外用2

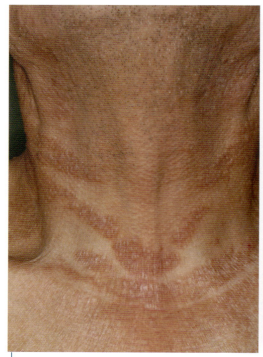 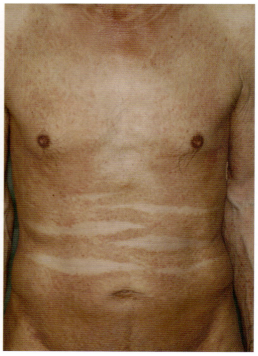

図10 光線過敏症と間違えられていた丘疹−紅皮症症候群（苔癬様続発性紅皮症）

図9の症例に対し，服を脱いでもらい全身を観察すると，光があまり当たらない顎の下にも皮疹があり，また体幹，四肢にも皮疹があることから，光線過敏症は否定された。顎や腹部の皮疹をみると，しわに沿って皮疹が欠如する"deck-chair sign"が認められ，丘疹が集簇する紅斑局面もみられたため，この症例を丘疹−紅皮症症候群（苔癬様続発性紅皮症）と診断した

週間で軽快したが，病診連携のため，その後の治療を近医皮膚科にお願いしたところ，デルモベート®軟膏ではなくヘパリン類似物質とvery strongクラスのステロイドを半々に混合した外用薬で治療され，再び悪化した。

そのため1年後に筆者の治療を求めて再受診した。またデルモベート®軟膏を1日2回多少べとつくぐらい皮疹部位だけに塗るように指導したところ，2週間で顔やdeck-chair signを含む体幹の皮疹は消失した。しかもステロイドの外用を中止しても顔や体幹の皮疹の再燃はない。しかし患者は診察中も無意識に頭部や，皮疹がない四肢も掻いたり，擦ったりしていた。掻かないように指導しているが，癖でやめられないと言う。そのため頭部や四肢などの露出部位は，軽度の皮疹が残存していた。皮膚を擦ったり，掻いたりする癖がなくなれば，完全に治癒すると思われるが，癖を直すのは病気を治すより難しいかもしれない。またこの症例では内臓悪性腫瘍の合併はみられなかった。

Column

■ 丘疹−紅皮症症候群（苔癬様続発性紅皮症）とは

　紅皮症（erythroderma）は先行する皮膚疾患や内臓疾患などに続発し，全身の皮膚が真っ赤に潮紅して皮膚が剝がれ落ちる状態を呈する皮膚反応であり，単一の疾患ではなく症候名である．このうち「丘疹−紅皮症症候群」は，京都大学教授の太藤重夫により初めて報告され，2年後には東京医科大学教授の小嶋理一により「苔癬様続発性紅皮症」の名で報告されたものである．太藤は英語論文で発表したため，丘疹-紅皮症症候群という名前が広く使われるようになったが，臨床症状をみると，苔癬様続発性紅皮症のほうが適切と考えられる．

　皮疹は最初紅褐色の苔癬状丘疹として発症し，それらが融合してしだいに全身に拡大，紅皮症となるからである．また関節屈面，腋窩，腹部のしわになる部分は潮紅せず，健常時の皮膚色が残存するdeck-chair signと呼ばれる皮疹がみられ，これが他の紅皮症との鑑別に有用である．瘙痒や無痛性リンパ節腫脹はあるが，紅皮症一般でみられる発熱などの全身症状はない．検査所見としては末梢血の好酸球増多や，組織でも血管周囲の好酸球浸潤が認められる．

　高齢者に多く，老人性紅皮症や湿疹続発性紅皮症との異同が議論されているが，治療の経過から不適切な治療によって生じた老人性の汎発性湿疹の可能性が高い．なぜならば適切な外用ステロイド療法をきちんと行うことができれば，軽快・治癒することが多いからである．つまり高齢者では1人暮らしのことが多く，ステロイドの外用を適切に行えず，"孫の手"などの用具で搔破を繰り返して生じたものがこの疾患と考えられる．また本症では内臓悪性腫瘍の合併が多いとされるが，高齢者ではもともと内臓悪性腫瘍が多いためかもしれない．

　また，顔を含め広範囲に瘙痒を伴う皮疹がみられ，近医で全身の湿疹と診断され，治療を受けていた患者がいた．服を脱いでもらって診察すると，日光曝露部位に一致して皮疹がみられ，また顎の下には皮疹がないことから光線過敏症と診断した．原因検索のために，内服している薬剤を詳しく問診したところ，服薬している数種類の薬剤の中に慢性閉塞性肺疾患の治療薬があることがわかり，その薬の添付文書を調べたところ，副作用として光線過敏症が多いことが記載されていた．さらによく患者に聞くと，処方された慢性閉塞性肺疾患の治療薬は，内科医から光線過敏症を起こすことが多いので，注意喚起されていた薬剤であった．しかし当科を受診する前にこの患者を治療していた別の医師は，難治性の湿疹として，筆者のところに患者を紹介した．

> **重要!!**
> ・光線過敏症の診断の際には，服を脱がせて全身を観察し，日が当たらないところには皮疹がない（特に顎の下）ことを確認しないと，誤診する可能性がある。

2 接触皮膚炎

接触皮膚炎（図11，12）は，外因性の湿疹・皮膚炎の代表的な皮膚疾患で，何らかの物質が皮膚に接触したことによって生じる急性の皮膚疾患であり，症状は急性湿疹と同じある。原因がわかれば，それに触れないようにすれば良くなるが，何でかぶれたかがわからず，その物質を持続的あるいは断続的に皮膚に付着させていると，慢性湿疹の症状を呈するようになる。

接触皮膚炎は特定の物質が皮膚に付着して生じるので，発症した部位によって，接触源を推定できる（表3）。しかし手のひらや足底など角層が厚い部位では，接触皮膚炎の症状がみられないことが多い。しかしその他の部位の角層は薄いため，接触源が触れると容易に接触皮膚炎を起こすし，手を介して接触源が間接的に触れた部位にも接触皮膚炎を起こす。実際，植物による接触皮膚炎では，接触源となった植物に触れた手のひらや指腹では皮膚症状は軽度であるが，その手で触った部位の皮膚に明らかな接触皮膚炎がみられることが多い。

① 分類

接触皮膚炎は以下のように分類されている。

（a）一次刺激性接触皮膚炎（irritant contact dermatitis：ICD）

原因物質の接触によって皮膚の炎症を誘発する。原因物質の毒性の強さによって，症状の強さが決まる。アレルギーは無関係なので，誰にでも起こりうる。

（b）アレルギー性接触皮膚炎（allergic contact dermatitis：ACD）

原因物質に触れると，特定の人がその物質に感作され，免疫細胞に記憶が残る。次に，またその原因物質に接触することによって，免疫細胞が活性化され，湿疹を誘発すると考えられている。原因物質の毒性の強さと症状の強さは相関しない。

このうちアレルギー性接触皮膚炎は，皮膚科を受診する接触皮膚炎患者の多くを占めるが，誰にでも生じるわけではないので，接触皮膚炎と診断がつかず，原因不明の湿疹とされていることが少なくない。そのため，診断を確定するためにはパッ

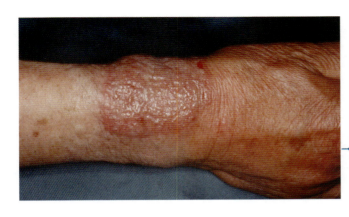

→図11 湿布薬による接触皮膚炎
湿布薬を貼った部位に一致して急性湿疹の像がみられるので，湿布薬が原因であることは，容易に推定できる

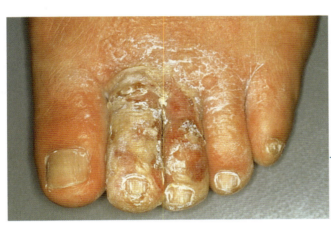

→図12 抗真菌薬による接触皮膚炎
びらんや亀裂が目立つ足白癬にいきなり抗真菌薬（特に液剤）を外用すると，このような一次刺激性の接触皮膚炎を起こすことがある

表3 接触皮膚炎発生部位と主な接触源

部位	主な接触源
頭	育毛剤，毛髪用化粧品，毛染料，シャンプー，帽子
顔	化粧品，香水，医薬品，装身具，眼鏡，水中眼鏡，植物
頸部	装身具，化粧品，香水，医薬品，衣料品
体幹	衣料品，装身具，ゴム，金属，洗剤，デオドラント，マッサージクリーム
陰部	避妊具，避妊用薬品，衣料品，洗剤，サポーター，医薬品
上肢	衣料品，医薬品，農薬，職場の各種接触源
手	皮革製品，ゴム，金属類，植物，医薬品，化粧品，農薬，職場・家庭の各種接触源
下肢	衣料品，ゴム，金属，ポケットの中味
足	ゴム，皮革製品，靴下，洗剤，医薬品

1 外因性の湿疹・皮膚炎とは

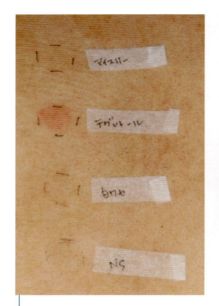

図13 パッチテスト

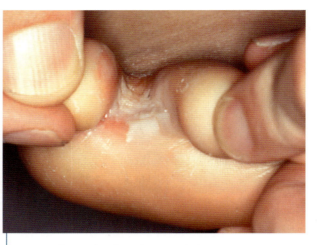

図14 びらんが目立つ趾間型足白癬
このようにびらんが目立つ足白癬患者では，抗真菌薬による接触皮膚炎を起こす可能性があるので，最初は経口抗真菌薬を1週間程度内服させ，趾間のびらんが治まってから，外用抗真菌薬を使用すると接触皮膚炎を起こすことは少ない

チテスト（図13）が必要である。またアレルギー性接触皮膚炎では，特定の物質に感作されると，その物質に感作された人は，たとえ低濃度の感作源に触れても，24時間以内に接触皮膚炎を起こすことが多い。

　一方，一次刺激性接触皮膚炎は皮膚に刺激を与えるものに触れれば，誰にでもみられるもので，多くの人はそれに触れないように教育されていることが多い。そのため頻度は少なく，接触源となる物質の濃度が高くないとみられないことが多い。また皮膚のバリヤ機能が低下している部位に，接触源が付着すると，接触皮膚炎を起こしやすい。たとえば，外用抗真菌薬による接触皮膚炎（図12）は比較的頻度が高い疾患であるが，そのほとんどは，びらんや亀裂がある部位（図14）に外用したことによる一次刺激性の接触皮膚炎であることが多い。そのため抗真菌薬による接触皮膚炎では，パッチテストで陽性になるアレルギー性の接触皮膚炎の占める割合は，それほど高くない。このように接触皮膚炎は上記のように，一次刺激性かアレルギー性かに分類されているが，見ただけでは判定に迷うことも少なくない。

② 治療

　接触皮膚炎の治療はステロイドの外用が基本であり，その多くは強力なステロイドの外用を行えば良くなる。しかし接触源が再び皮膚に付着することを避けないと，再発を繰り返す。そのため，接触皮膚炎の治療の鍵を握るのは，正確な診断である。パッチテストなどで，接触源を特定し，原因となる物質に触れないようにすればよ

いからである。たとえば漆でかぶれる人は漆に触れないようにすれば再発することはない。湿布薬などの貼り薬でかぶれる人もいる（図11）が、このような患者は、原因となった湿布薬を使用しなければ良くなる。このように接触皮膚炎の多くは、患者自身が何でかぶれたのかわかっていることが多いため、原因の解明は容易なことが多い。しかし原因解明が十分行われていないこともある。

　たとえば眼鏡の鼻あてが当たる部位が赤くなって来院した患者がいた。みただけで、眼鏡の鼻あてによる接触皮膚炎であると診断でき、さらに患者は、鼻あてが大きいこの眼鏡を使用すると、鼻あてが当たった部位が赤くなると言っていた。つまりこの患者は、自分自身で眼鏡のフレームの鼻あての素材によるかぶれであることを認識していたが、問題はこの患者が当科を受診する前に治療を受けていた大学病院である。そこでは眼鏡のフレームによる接触皮膚炎とは説明されず、ヘパリン類似物質含有外用薬を処方されていた。良くならないために当科を受診したが、この例のように誰でも原因を想定できる疾患を診断できず、ヘパリン類似物質含有外用薬でお茶を濁されていたことに大変驚いた。治療するのであればステロイド外用薬である。ほかの事情があったのかもしれないが、大学病院を受診しても、正確な診断がされず、このような治療を受けているのであれば、大学病院では皮膚科専門医を育成する教育ができないということになってしまう。

③ 検査

　接触皮膚炎では、何でかぶれたかを調べるために、パッチテスト（図13）が必要である。しかしパッチテストは24時間後や48時間後の判定が必要であるが、その時点で陰性であっても、その後に陽性となることもある。また患者により、あるいは被検部位（肌状態）により、生理食塩水や蒸留水で陽性となることがある。そのためパッチテストの判定には注意を要する。

　パッチテストは試薬を作ったり、貼付したりするのが煩雑なことがあるので、一般のクリニックでは行われていないことが多い。なにしろ通常のかぶれであれば、患者がその原因を想定することができるので、皮膚科専門医であれば、パッチテストを行わなくても、その原因を推定することは難しくないからである。しかし患者がその原因を想定できないことも多い。

　このような場合、患者の多くは食べ物や、細菌、ウイルスや、それらのアレルギーなどが原因だと思うことがあり、原因を想定できない医師は、「アレルギーやストレスが原因である」と答えることが多い。これらの答えは、「原因はわかりません」と答えているのに等しいのであるが、原因は不明ですと言うよりは、原因はアレルギーとかストレスと答えてくれる医者のほうを患者は信頼することが多い。

　しかし、「アレルギーが原因です」なんて言ってしまうと、「ではアレルギー検査

をしてくれ」と言い出す患者は多い。アレルギー検査と言われても何の検査を指しているのかは，実際は不明なことが多いが，パッチテストや皮内反応は手間暇がかかるので，抗原特異的IgEやウイルス抗体価などの血液検査を行う医師は少なくない。本来は原因を探るための詳細な問診を行うべきであるが，何を聞いてよいかわからない医師は，血液検査でその場しのぎをする。血液検査を行えば，病院側の収益にもなるし，患者は検査してくれたことに満足するからである。

しかし，抗原特異的IgEの測定は，アレルギー疾患のスクリーニングには多少役立つことがあるかもしれないが，接触皮膚炎の原因物質の特定にはほとんど役に立たない。実際，米国のアレルギー学会や米国皮膚科学会では抗原特異的IgEの測定をルーチンに行うべきではないとしている[1]。しかしこれらの血液検査を行えば，患者は結果を聞きに再診してくれるので，さらなる病院の収益にもなる。

Column

■ 皮疹をみても診断できない医師ほど血液検査をする

一般に専門医であれば，詳しい問診と診察だけで適切な診断と治療が可能なことが多く，早く治すこともできる。特に皮膚科では，目に見える皮疹を詳細に診察し，詳しい問診を行うだけで，検査をしなくても診断や治療ができる疾患は多い。しかし診断できない場合は，アレルギー検査やウイルス抗体価などの血液検査を行い，その場しのぎをする医師は，特に大学病院で多い印象を受ける。開業医であれば，診断できなければ患者を大学病院などに送ればよいからであるとも言える。

患者はその血液検査が必要かそうでないかわからないため，血液検査をしてくれたと喜ぶことも多い。多種多様な血液検査を行えば，1つぐらいは異常値がみられることもあるだろう。まさに医療費の無駄遣いであるが，病院経営上はこのほうがよいのである。実際，筆者が昔アルバイトとして勤務していた病院では，外用薬で治療が可能な白癬患者にも，一律に血液検査をするように依頼されていた。

④ 接触皮膚炎患者の実態

抗原特異的IgEの測定は，接触皮膚炎の原因解明には役に立たないので，詳しい問診を行わない限り，原因を解明することはできない。原因が不明であると，接触皮膚炎は湿疹ということになる。さらに原因が特定できず，湿疹を繰り返せば，難治性の湿疹となり，患者が16歳以上であれば，成人のアトピー性皮膚炎と診断することが可能で，皮膚科特定疾患指導管理料がとれるようになる。

Column

■皮膚科特定疾患指導管理料とは

「特定疾患指導管理料」は，主に診療上の指導や医学的管理を評価した管理料・指導料である。いくつかの皮膚疾患は月1回の「皮膚科特定疾患指導管理料」を請求でき，管理料（Ⅰ）は250点，管理料（Ⅱ）は100点である。成人のアトピー性皮膚炎は，皮膚科特定疾患指導管理料（Ⅱ）であり，指導管理料を得るために，病名を変える医師がいる可能性は否めない。

実際，日本では成人のアトピー性皮膚炎の頻度が海外と比べ高く，成人の湿疹・皮膚炎がアトピー性皮膚炎とされている可能性は否定できない。また日本では白人と異なり尋常性乾癬の患者は少なかったが，尋常性乾癬でも管理料がとれるようになってから，乾癬患者が増えたと言われている。

また，「特定疾患療養管理料」は，対象疾患の患者や家族に対して療養上必要な指導を行った場合に診療報酬に算定される管理料・指導料であるが，月2回（87点×2回＝174点）算定できる（2018年4月1日現在）。月1回の皮膚科特定疾患指導管理料よりは，月2回の特定疾患療養管理料のほうが，請求できる点数が高いので，患者の来院日によっては皮膚科特定疾患指導管理料ではなく，特定疾患療養管理料を請求したほうがよいとの話もある。日本の国民皆保険制度は優れた制度であるが，抜け穴が大変多い制度でもある。

実際，難治性の湿疹・皮膚炎で治療を受けている患者に「何か触れたものはないですか？」と聞いても，「何もない」と答える患者は少なくない。患者が湿疹・皮膚炎を生じた状況を説明してくれないと診断は難しい。ここでは，湿疹として治療されていたが，詳しい問診の末に，接触皮膚炎であったことがわかった事例をいくつか紹介する。

(a) マンゴ皮膚炎の事例

図15は，マンゴの果汁や果肉が顔に付着して生じたマンゴ皮膚炎の患者であるが，患者はマンゴが原因だとは思っていなかった。なぜならばマンゴの果汁や果肉が直接顔に触れて生じたわけではなかったからである。しかしマンゴ皮膚炎は，マンゴの果汁や果肉に触れた手で触った皮膚にも生じる。

マンゴは漆の仲間で，マンゴ皮膚炎ではこのようなひどい湿疹・皮膚炎になることが少なくない。実際，顔の湿疹に対し，いくつかの病院を受診したのにもかかわらず，原因不明の湿疹と言われ，ようやく最後の病院でマンゴ皮膚炎と診断された患者がいた。その患者からは，「日本にはたくさんの皮膚科医がいるのに，こんな

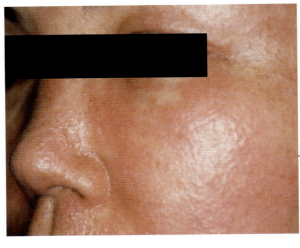

→図15 マンゴ皮膚炎
マンゴが直接顔に付着しなくても，マンゴの果肉や果汁を触った手で顔に触れると，このようなひどい接触皮膚炎を起こすことがある

ことがわからないのか！」と，当事者でない筆者が怒られた経験がある。

(b) 菊皮膚炎の事例

受診までの経過：図16の症例は60歳の女性で，初診4年前より週に4日，菊（種類は不明）を束ねる仕事をしていた。受診前年5月初め，下顎，口囲，手に皮疹が出現したため，近医を受診。あせもとして加療されたが改善しなかった。受診年の2月には顔面全体に皮疹が拡大するようになったため，同年4月に某大学病院の皮膚科を受診した。光線過敏症を疑われ，デキサメタゾンプロピオン酸エステル（メサデルム®）軟膏，白色ワセリンで加療されたが，明らかな改善傾向が認められなかったため，漢方医を受診。数カ月クリーム，外用薬，石鹸などで治療を受けたが改善しないため，当科を受診した。

現病歴：眼瞼を除く顔面全体にびまん性に浮腫性の紅斑が存在し，紅斑内に粟粒大の漿液性丘疹が多発していた。顔面に連続し前頸部にもびまん性の紅斑がみられた。また両前腕から手背にかけても同様の紅斑が存在するが，漿液性丘疹はみられなかった。熱感はあるが，瘙痒は軽度である。

図16のように皮膚の露出部に湿疹がみられたので，筆者の第一印象も光線過敏症であったが，よくみると顎の下にも湿疹病変があった。光線過敏症では，顎の下のように日光が当たらないところには湿疹ができないので，光線過敏症は考えにくい。何らかの接触皮膚炎を考えて，何か植物でもいじっていないか尋ねた。しかし，家には庭木はなく，その手入れもしていないと答えた。そこでさらに詳しく尋ねたところ，菊農家の手伝いを4年前からときどき行っているということであった。

検査・治療：この情報を得たため，菊による接触皮膚炎（菊皮膚炎）と考え，菊の花，葉，茎をすりつぶして，パッチテストを行った。その結果，48時間後，72時

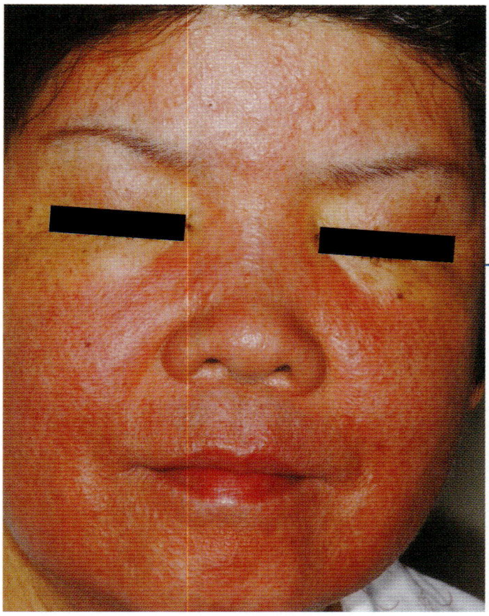

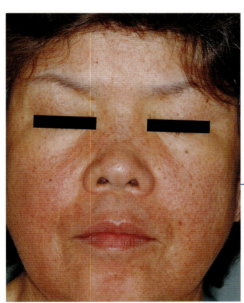

▶図16 光線過敏症と間違えられていた菊皮膚炎

2年前に発症し，治療を受けたがよくならないため，当科を受診した．皮膚の露出部に湿疹がみられたので，以前かかっていた大学病院では光線過敏症と診断されていた．筆者の第一印象も光線過敏症であったが，よくみると顎の下にも湿疹病変があったため，光線過敏症は否定された．接触皮膚炎を疑い，詳しく問診したところ，4年前から菊農家の手伝いを行っていることがわかった．そこで菊皮膚炎と考え，パッチテストを施行したところ陽性であった

▶図17 治療後の菊皮膚炎

菊を扱う仕事は中断できないとのことだったため菊と直接接触することをできるだけ避けるように指導し，露出の少ない服を着て手袋，マスクの着用をさせ，仕事終了後には手洗い，洗顔などを心がけてもらったところ，治療開始から1カ月後には手，前腕の皮疹は消失し，2カ月後には画像のように頬部にごく淡い紅斑を残すのみとなった

間後の判定で菊の花は陰性であったが，葉と茎は陽性であった．そこで，菊皮膚炎と診断し，皮疹部位にはステロイドの外用を行い，菊皮膚炎を生じないように手袋などを使用し，直接あるいは間接的にも菊に触れないように指導したところ，2年近く悩んでいた皮膚病変はほぼ消失した（図17）．

　念のために行った血液検査ではIgE値，好酸球数は正常範囲内で，フランス菊のLAST値も正常範囲内であった．光線照射試験では背部にUVAを10J/cm²，UVB

を160mJ/cm^{2}まで照射しても紅斑反応はなく，光パッチテストも陰性であった。

重要!! ・菊皮膚炎は光線過敏症と間違われることが多い。

　このことからもわかるように一般に手のひらは皮膚が厚いため，かぶれる物質に触れても症状が出にくいが，手のひらや足の裏を除く皮膚は，角層が薄いため，かぶれるものが付着すると，たとえ直接ではなく，間接的に触れても接触皮膚炎を起こすことがある。たとえば銀杏でかぶれる人は，銀杏を触った手で顔や体を触ると，そこにも接触皮膚炎を起こすなどである。実際に銀杏がとれる季節になると，銀杏による接触皮膚炎患者が来院するが，銀杏による接触皮膚炎だと説明しても，「こんなところには銀杏をつけていない」と，主張する人もいる。銀杏そのものに直接触れなくても，銀杏を触った手で皮膚のほかの部位に触れると接触皮膚炎が起こることを，皮膚科医であれば知っていなければならない。

重要!! ・掌蹠は角層が厚いため，接触皮膚炎の症状が出にくく，接触源が付着した手で触った角層が薄い皮膚のほうが，症状が出やすい。

(c) 金属による接触皮膚炎（金属かぶれ）

　金属による接触皮膚炎では，金属を身に着けていても汗をかくような時期でないと接触皮膚炎を起こさないことが多い（図18）。一般に金属製の装身具は皮膚に装着する部位が限られるので，金属かぶれであることを想定しやすいが，冬季に身に着けたときには何も起こらなかったので，その金属の接触皮膚炎ではないと主張する患者は多い。実際，夏になると，ジーンズの留め金による接触皮膚炎で，留め金が当たるおなかの中心に湿疹ができる患者もいる。

　さらに金属は皮製品の染料などに使用されているので，皮製品が触れた部位に，夏になると湿疹が出ることもある。そのほかスカーフなどの染料にも金属が使われることもある。実際首の回りが赤くなるということで来院した患者がいた。ステロイドを使用すれば良くなるが，再発を繰り返すと言う。詳しく問診すると，日焼けを防ぐために，夏になると外出時には首に特定のスカーフをまいていたという情報を得た。その結果スカーフによる接触皮膚炎であることがわかり，そのスカーフを使用しないことで，湿疹（実際は接触皮膚炎）の再発はなくなった。

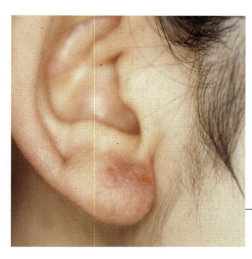

図18 金属による接触皮膚炎
（金属かぶれ）
イヤリングによる接触皮膚炎

⑤ 接触皮膚炎の診断は意外と難しい

　アレルギー性の接触皮膚炎では，すぐに症状が出るのではなく，ある程度時間がたたないと皮疹が生じない。つまり感作が成立しないと接触皮膚炎の症状は生じない。そのため，以前触れたときは大丈夫でも，何回か接触を繰り返しているうちに接触皮膚炎が生じることは稀ではない。たとえば化粧品や医薬品のかぶれでは半年程度使用して，初めて接触皮膚炎を生じることもある。そしていったん感作が成立すると，その後は原因となる物質が皮膚に触れると，1日以内で接触皮膚炎を起こすようになることが多い。

（a）目薬による接触皮膚炎の事例

　目の周りが慢性湿疹になっている患者がいた（図19）。しかし目薬を使用しても半年は症状が出なかったため，眼科医はこの目薬が原因ではないと考えていた。この症例では，目の周りに皮疹があるので，目薬を使用しているという情報が得られれば，目薬による接触皮膚炎と想定することは難しくないが，感作されるのに時間がかかることをよく認識しておくべきである。

　このように接触皮膚炎は，物が触れて生じる湿疹・皮膚炎であるので，診断は簡単なようであるが，患者が何に触れたか記憶にないことが多く，その場合は診断が難しい。

（b）サクラソウによる接触皮膚炎の事例

　サクラソウ皮膚炎の患者がいたが，その患者は観賞用のサクラソウを風呂場の窓際に置いており，裸になったときにサクラソウに触れて症状が生じた（図20）。診察すると片方の腕に線状の紅斑や漿液性丘疹が線状に並ぶ臨床像を呈していたの

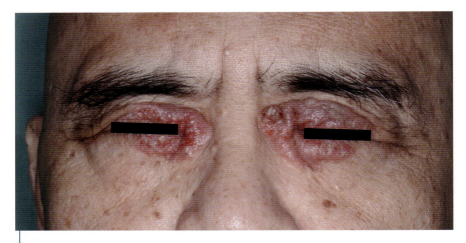

図19 点眼液による接触皮膚炎
点眼液を使用していても，半年間は皮疹が出なかったので，眼科医は点眼液の接触皮膚炎とは考えていなかった

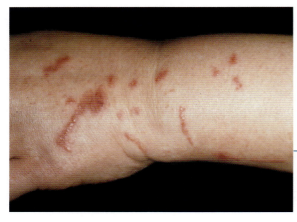

図20 サクラソウ皮膚炎
西洋サクラソウによる接触皮膚炎で，サクラソウに触れた部位に一致して，丘疹や紅斑が線状にみられる

で，当初は虫による線状皮膚炎などを考えたが，詳しい問診の末にサクラソウ皮膚炎であることが判明した．

このように接触皮膚炎の診断は，患者のライフスタイルや家庭内の状況を知らないと，診断がつかないことが多い．つまり接触皮膚炎の診断は意外と難しいことが多いことを認識するべきである．原因を突き止めることができないと，その接触皮膚炎は湿疹ということになってしまう．

⑥ 日本の接触皮膚炎治療の問題点

日本の国民皆保険制度では出来高払いであるため，詳しい問診を行って原因を突き止めても，病院の得る診療報酬は変わらない．むしろ原因不明のほうが，患者は

接触皮膚炎を繰り返すために，何回も再診し，その結果病院側は，再診料や処方箋料を稼ぐことができる。また詳しい問診を行うことによって，想定する疾患を絞ることは可能であるのにもかかわらず，一律にパッチテストを行い，検査料を稼ぐ病院もある。もちろん確定診断を得るために必要な検査は行わなければならないが，優秀な皮膚科専門医は，詳細な問診と細かい皮疹の観察で，診断を絞ることができる。

しかし，日本では専門医であっても，患者の支払う診察料は一般医と同じである。むしろ非専門医のほうが診断をつけることができないため，不必要な検査や不適切な治療を行うので，病院の診療報酬が増える。また患者は治らないため再受診することになり，病院に入る再診料や処方箋料も増えることになり，その結果病院の診療報酬も増える。つまり病院の収益を上げるためには専門医が診断・治療しないほうがよいということになる。

Column

■ 日本の保険請求の問題点

日本の国民皆保険制度は，誰でも少ない自己負担金で医療を受けることができる優れた制度であるが，問題点も多い。たとえば，診断や治療上最も重要な問診や打聴診などの理学的所見を適切に行っても，診療報酬は変わらない仕組みになっている。

特に皮膚科では問診とともに皮膚所見の観察が最も重要で，それだけで診断がつくことが多いが，いくら皮膚の観察力の優れた皮膚科専門医が注意して細かい皮膚病変の観察を行っても，病院の診療報酬が増えることはない。直接鏡検やダーモスコピーなどの検査を行えば，診療報酬を得ることができるが，検査材料の採取部位が間違っていても，またダーモスコピーの所見の読み方を知らなくても，保険の請求はできる。そのため，診断・治療のためではなく，病院の収益を上げるために様々な検査を行う医師も出てくる。

このようにして検査漬け，薬漬けの医療ができ上がり，医療費の高騰に拍車がかかっている。海外のように，直接鏡検やダーモスコピーなどの検査を正確に試行して，また検査結果を正しく読むことができる専門医だけがこれらの検査を保険請求できる制度に変えなければ，医療費の高騰を防ぐことはできない。

■ 文　献

1) Eichenfield LF, et al:Guidelines of care for the management of atopic dermatitis:section 1. Diagnosis and assessment of atopic dermatitis. J Am Acad Dermatol. 2014;70(2):338-51.

1章

湿疹・皮膚炎とは

2 内因性の湿疹・皮膚炎とは

　体質的あるいは遺伝的要因によって生じる湿疹・皮膚炎は，内因性の湿疹・皮膚炎に分類される。代表的なものはアトピー性皮膚炎であるが，そのほかに脂漏部位に左右対称性に生じる脂漏性皮膚炎などがある。

1 脂漏性皮膚炎

① 病因

　脂漏性皮膚炎は，1887年Unnaが湿疹病変の中から，脂漏部位（顔，頭，胸骨部，肩甲骨間部）に好発する皮膚病変を分離独立させたものである。

　原因として，皮脂分泌亢進が考えられていたが，皮脂分泌に関しては正常もしくは減少しているという報告もあり，脂漏性皮膚炎は単なる皮脂腺の分泌過剰ではなく，皮脂腺機能の異常，あるいは皮脂腺成分の質的変化などが原因であるとの考え方も出てきている。そのほか，神経疾患や，精神的な要因や温度・湿度といった環境要因や，光線療法や亜鉛欠乏症との関連も指摘されている。

　一方，脂漏性皮膚炎の原因として，細菌，あるいは真菌による感染症説が古くからある。しかしすべての症例から共通する細菌や真菌が見つかるわけではないため，脂漏性皮膚炎の好発部位である脂漏部位でのpHの変化や皮脂成分の変化により生じた二次的な細菌・真菌叢の変化によるとする説や，これらの病原菌の産生物が，脂漏性皮膚炎を引き起こすとする説もある。

　その中で，最近注目されているのが皮膚に常在しているマラセチア属真菌である。脂漏性皮膚炎にイミダゾール系の抗真菌薬のケトコナゾールが有効であること，およびエイズ患者にしばしば脂漏性皮膚炎様病変がみられることがわかったためである。しかしマラセチアはヒト皮膚に存在する正常真菌叢の1つで，今のところマラセチアによる確実な皮膚感染症は癜風（図1）で，脂漏性皮膚炎の原因とする説には反論もある。

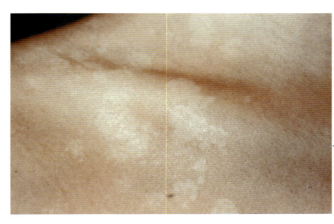

→ **図1 白色癜風**

癜風はマラセチア属真菌による感染症で，自覚症状はないが，皮膚色がこの図のように白くなる白色癜風と，色素沈着が生じる黒色癜風がある

Column

■ マラセチアとは

　マラセチアは酵母様真菌の仲間で，自身では脂質を合成できないので，脂質が入っていないサブロー培地では培養できない。皮脂の存在するヒトや動物の皮膚に寄生し，特に毛穴には常在しているとされている。かつてマラセチアは *Malassezia furfur* の1種類とされていたが，最近は分子生物学的手法により，動物から分離されたマラセチアを含めると17菌種が存在するとされている。今後さらに菌種が増える可能性もあるが，これらの菌種には分子生物学的にほとんど差がみられないものもあるため，その分類にはまだ紆余曲折があると思われる。

② 皮膚症状

　境界明瞭な帯黄褐色の紅斑局面からなり，浸潤は触れず，表面に淡黄色の脂漏性，粃糠様の鱗屑が付着する。皮疹は乾燥しているが，間擦部位では湿潤傾向を示すことがある。瘙痒はないか，あっても軽度である。皮疹は一般に頭にはじまり，ついで下降性にかつ対側性に拡大波及する傾向があり，頭部はほとんど常に侵される。小児脂漏性皮膚炎と成人の脂漏性皮膚炎に分類されることが多い。

(a) 小児脂漏性皮膚炎

　新生児・乳幼児期の脂漏性皮膚炎では被髪頭部に黄白色の厚い痂皮（乳痂）がみられ（図2），前額，眉毛部に黄白色の痂皮の付着する毛孔一致性の紅色丘疹が集簇する（図2）。経過は数週間から数カ月と続くが，予後は良い。また，頭，肛囲などの間擦部位にはじまり，油性帯黄色鱗屑痂皮が全身に波及し，紅皮症を呈し，頑固な下痢，全身衰弱をきたすものはライネル（Leiner）落屑性紅皮症と呼ばれて，乳児

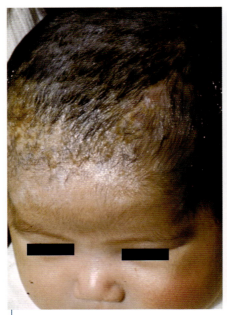 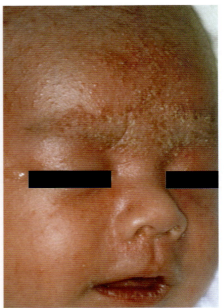

| 図2 乳児脂漏性皮膚炎
被髪頭部に黄白色の厚い痂皮（乳痂）がみられ，前額，眉毛部に黄白色の痂皮の付着する毛孔一致性の紅色丘疹が集簇する

脂漏性皮膚炎の全身重症型とみなされている。しかしLeiner落屑性紅皮症は稀で，最近そのような症例報告はない。

(b) 成人の脂漏性皮膚炎

思春期以後の脂漏性皮膚炎は頭部に粃糠様落屑の増加がみられ，特に毛髪の生え際部や，眉毛の間から鼻の脇（Tゾーンと呼ばれる）に左右対称性に生じる湿疹である（図3）。症状がひどくなると，頭皮では生え際をこえて広がる落屑性淡紅色斑が存在するようになる。稀に胸骨部，肩甲骨間部にも同様の落屑性紅斑局面が認められることがある。

皮疹の性状は境界明瞭な帯黄褐色の紅斑局面からなり，浸潤は触れず，表面に淡黄色の脂漏性，粃糠性の鱗屑が付着する。皮疹は乾燥しているが，間擦部位では湿潤傾向を示すことがある。瘙痒はないかあっても軽度である。また，フケ症（dandruff）（図4）は脂漏性皮膚炎の前駆症状で，徐々に落屑，発赤の増強により，真の脂漏性皮膚炎になると考えられている。

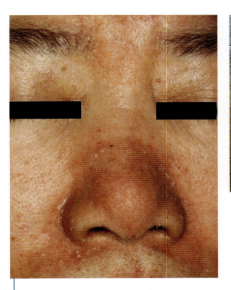

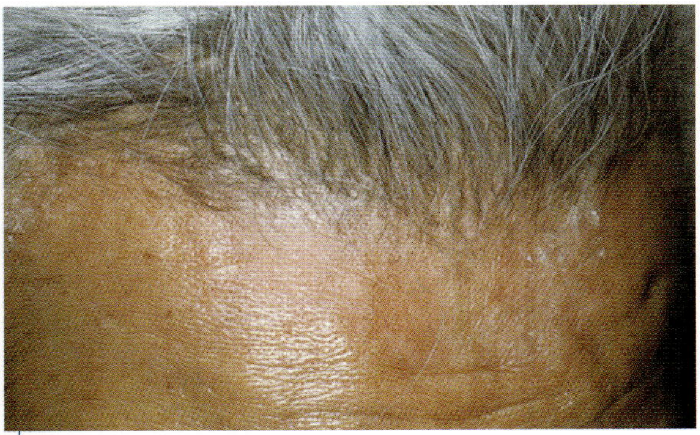

▸図3 成人の脂漏性皮膚炎
脂漏部位，特に毛髪の生え際部や，眉毛の間から鼻の脇（Tゾーンと呼ばれる）に左右対称性に生じる湿疹である

▸図4 成人の脂漏性皮膚炎（フケ症）
フケ症は頭皮に落屑がみられる湿疹病変であるが，特に毛の生え際にみられるものは脂漏性皮膚炎の前駆症状と考えられ，皮疹が拡大すると脂漏性皮膚炎に移行すると考えられている

③ 好発年齢・男女比

生後2～12週の乳児と思春期以降40歳までに多くみられる。成人の場合，男性のほうが女性より多い。

④ 好発部位

左右対称性に脂漏部位（顔，頭，胸骨部，肩甲骨間部）および間擦部位に好発する。頭部では毛の生え際を中心として，顔面では眉毛の生えている部位や，鼻の脇，耳介後部に病変がみられることが多い。また腋窩や鼠頸部などの間擦部位や胸骨部位に皮疹がみられることもある。

⑤ 原因

古くから種々の病因が提唱されているが，確定したものはない。しかし最近皮膚に常在しているマラセチア属真菌によるという考えが有力になっている。

⑥ 病理組織所見

臨床症状に応じて，不全角化，表皮突起の延長を伴う棘細胞増殖，軽度の海綿状態，真皮上層の慢性炎症性細胞浸潤などがみられる。総じて特異的所見に乏しく，慢性皮膚炎と乾癬の中間的な像を呈する。

⑦ 臨床検査

　血液検査上，特に異常を認めないが，症状がひどい場合は後天性免疫不全症候群にみられるような細胞性免疫不全が認められることがある。病変部の直接鏡検で，しばしば胞子形の真菌要素が認められ（図5），油を含む培地で培養するとマラセチア属真菌が培養される（図6）。

⑧ 鑑別診断

　皮疹の性状のみでは鑑別は困難なこともあるが，脂漏性皮膚炎の特徴ある分布（左右対称性で，頭部では毛の生え際を中心とし，顔面では眉毛の生えている部位や，鼻の脇，耳介後部に病変がみられることが多い）をみれば，鑑別は容易である。しかし頭頸部に生じた湿疹が，しばしば脂漏性皮膚炎と診断され，抗真菌薬が使用されている。抗真菌薬が有効な本当の脂漏性皮膚炎は少なく，ケトコナゾール（ニゾラール®）が無効な頭頸部の湿疹が脂漏性皮膚炎とされていることが多い。

(a) アトピー性皮膚炎（図7）

　乳児湿疹はアトピー性皮膚炎か，乳児の脂漏性皮膚炎か，臨床的に鑑別は困難である。乳幼児の脂漏性皮膚炎であれば数カ月以内に自然に軽快することが多いので，経過をみないと鑑別はできないことが多い。

　一方，成人のアトピー性皮膚炎は痒みを伴う湿疹病変であり，皮疹の分布をみれば鑑別は容易である。

(b) 尋常性乾癬（図8）

　尋常性乾癬では顔面に皮疹が生じることは稀で，頭部以外にも境界鮮明な紅斑に厚い銀白色の鱗屑が付着した皮疹がみられるため，鑑別はそう困難ではない。

　しかし，尋常性乾癬でも初期症状としてフケ症がみられるので，初期の段階ではその鑑別が困難である。そのため被髪頭部に限局した初期病変はsebopsoriaisと呼ばれることがある。

(c) 接触皮膚炎

　育毛剤，毛染料などの頭髪用品や帽子などによる接触皮膚炎がある。特に接触皮膚炎の程度が軽いとフケ症と紛らわしいこともある。

(d) 頭部浅在性白癬（図9）

　頭部浅在性白癬は基本的に左右対称に生じることはなく，毛の生え際に症状が強く出ることもない。通常は類円形の粃糠様鱗屑を伴う脱毛斑で，初期には脱毛斑が

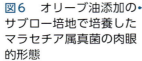

図5 脂漏性皮膚炎患者における頭部の鱗屑の直接鏡検像（パーカーインクで染色）
円形〜卵形の胞子がみられる

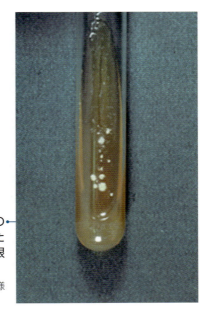

図6 オリーブ油添加のサブロー培地で培養したマラセチア属真菌の肉眼的形態
黄白色，クリーム状の酵母様真菌が培養される

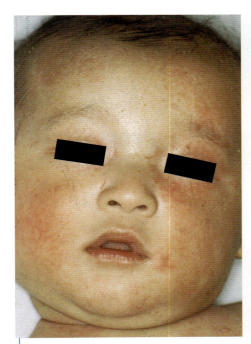

図7 乳児のアトピー性皮膚炎
乳児のアトピー性皮膚炎は乳児脂漏性皮膚炎と紛らわしいことがある。この患者は湿疹病変が脂漏部位に一致しないことから乳児脂漏性皮膚炎ではなく，アトピー性皮膚炎の可能性が高い

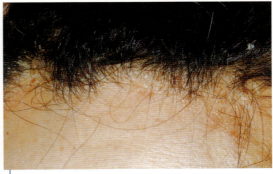

図8 尋常性乾癬
比較的厚い鱗屑が付着する紅斑局面が形成される

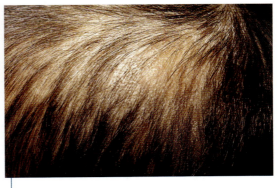

図9 頭部浅在性白癬
病変部の毛は抜けやすく，脱毛斑が散在する

あまり目立たず，脂漏性皮膚炎と紛らわしいこともあるが，よくみると毛が途中で切れているので，鑑別は難しくない。

⑨ 治療

(a) 局所療法

ステロイド外用薬が即効性に優れ，有効であるが，治療を中止するとすぐに再発することが多い。そこで，ステロイド外用薬より即効性は劣るものの，再発するまでの期間が長い抗真菌薬の外用が行われることもある。

しかし日本では脂漏性皮膚炎に保険適用があるケトコナゾール（ニゾラール®）はクリームとローションしかない。顔面などの皮疹にはケトコナゾールクリームが有効であるが（図10），被髪頭部ではケトコナゾールローションの塗り残しのため，マラセチア属真菌が減少せず，治療に反応しないこともある。

海外ではニゾラール®シャンプーというケトコナゾールを含有するシャンプーが発売されているので，頭皮全体に抗真菌薬であるケトコナゾールを外用することができる。しかし日本ではケトコナゾールのシャンプー製剤は認可されていないので，頭皮全体にケトコナゾールを外用することは難しい。

また，脂漏性皮膚炎がマラセチア属真菌による皮膚病変だとすれば，ケトコナゾール以外の抗真菌薬も脂漏性皮膚炎の治療に使用されてもよさそうであるが，ケトコナゾール以外の抗真菌薬は使用されてはいない。

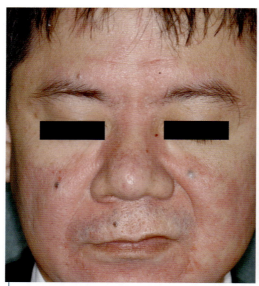 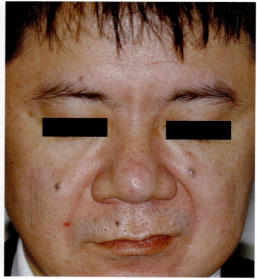

図10 脂漏性皮膚炎に対するケトコナゾールの治療効果
左図は治療前，右図はケトコナゾールクリーム外用2週間後。外用1週間後にはかなり皮疹は改善し，2週間後には皮疹は消失した

> **Column**
>
> ■ 日本ではケトコナゾールは二重盲検比較試験が行われずに，オープン試験だけで脂漏性皮膚炎に対する保険適用拡大が行われた
>
> 　薬剤の効能が認められるためには二重盲検比較試験を行い，プラセボと有意差がつかなければ，薬としては認可されないのが世界の常識である．しかし日本の治験では何年か前までは，対照薬との比較試験で有意差が認められなければ，同等の薬として認可されていた．しかしこの治験の方法は非常に危険な落とし穴がある．診断や評価の誤差が大きいと，両者に有意差がつかないからである．しかも対照薬が古いと，対照薬の効能そのものに科学的根拠がないものもある．そのため日本では，海外では効能が認められていない薬も多く認可されている．しかし，この対照薬との比較試験さえ行われずに効能が認められたものがある．
>
> 　それが，抗真菌薬であるニゾラール®の脂漏性皮膚炎への適応拡大（1997年）である．その後いくつかの抗真菌薬が脂漏性皮膚炎への保険適用拡大をめざし，プラセボと比べた二重盲検比較試験が行われたが，ことごとく失敗している．しかもニゾラール®は，保険適用がない脂漏性皮膚炎以外の湿疹・皮膚炎に処方されていることがあり，保険審査員はこれらの保険適用外使用を認めている．そのためニゾラール®は本来の抗真菌薬としてよりは，アトピー性皮膚炎を含む湿疹・皮膚炎に多く使用され，医療費増大の要因の1つにもなっている．

（b）全身療法

　脂漏性皮膚炎には，マラセチア属真菌に抗菌活性を有する経口抗真菌薬のイトラコナゾールの内服が有効である．この場合外用薬の塗り残しなどを心配する必要もなく，簡便である．しかしこの経口抗真菌薬は脂漏性皮膚炎の保険適用はとれておらず，薬価も高く，外用療法と比べると薬物相互作用や副作用を生じる可能性も高い．

⑩ 経過・予後

　乳児脂漏性皮膚炎は年齢とともに自然に軽快する．一方成人の脂漏性皮膚炎は治療に反応するが，再発を繰り返し，経過は数年から十数年にも及ぶことが多い．

⑪ 生活指導・ケア

　マラセチアは好脂性の真菌であるため，トニックなどの油を含む整髪料の使用を避け，できるだけシャンプーで洗髪し，頭皮の皮脂量を減らす．しかし，洗髪時に皮膚を強く擦って傷をつけると，湿疹はひどくなるので，頭皮をなでるように洗うことが大切である．シャンプーは抗真菌薬のミコナゾールを含むコラージュフル フ

ル（持田製薬）が優れており，そのほか，ピリチオン亜鉛（ジンクピリチオン）を配合したシャンプーも市販されているが，花王が発売しているメリットは2006年に成分が変更され，現在は配合されていない。しかし，2007年にP&G（プロクター・アンド・ギャンブル）の新ヘアケアブランドh&sではジンクピリチオンが有効成分として配合された。また二硫化セレン含有洗髪剤ミカロン（興和）も効果があったが，現在発売中止となった。

2 アトピー性皮膚炎

　アトピー性皮膚炎は英語ではatopic dermatitisとかatopic eczemaと呼ばれ，比較的ありふれた疾患であるが，患者の数は世界中で増えているという。アトピーという名称の由来は，「特定されていない」「奇妙な」という意味のギリシャ語「アトポス」（atopos-a＝否定，topos＝由来）であり，1933年米国のSulzbergerが，皮膚炎と結びつけて「アトピー性皮膚炎（atopic dermatitis）」という病名を初めて医学用語として登場させた。本書は世界標準の教科書やガイドラインに基づいたアトピー性皮膚炎の解説および治療の啓発書なので，章を変えてアトピー性皮膚炎のすべてを述べることにする。

2章
アトピー性皮膚炎とは

2章 アトピー性皮膚炎とは

1 アトピー性皮膚炎の概要

1 日本のアトピー性皮膚炎患者の変遷

① 「ステロイド外用薬でコントロール」からの変化

　筆者が皮膚科に入局した40年前は，アトピー性皮膚炎はステロイド外用薬で簡単にコントロールできるもので，重症アトピー性皮膚炎患者はほとんどいなかった。しかし30年ぐらい前から，大学教授をはじめとする一部の皮膚科医，あるいは大手メディアにより，脱ステロイド療法が提唱されるようになり，状況が一変した。その内容を一言で言えば，「ステロイド外用薬は悪魔のような薬で，それを使用すると廃人になってしまう」というものである。

Column

■約40年前の皮膚科の治療

　筆者が入局した頃の東京大学医学部附属病院（以下，東大病院）皮膚科では，ステロイド外用薬を他の薬剤と混合して使用することはなかった（最近は東大病院でもステロイド外用薬を他の薬剤と混合しているという）。ところが40年前頃のほかの病院では，ステロイドをほかの薬剤と混合しており，その組み合わせが皮膚科医の醍醐味であるかのような話を聞いたことがある。

　実際，30年以上前に東大病院の皮膚科を見学した医師は，ステロイド外用薬を混合しないで使用していることに大変驚いたという。当時筆者も他院にアルバイトとして勤務する機会があり，しばしばステロイド外用薬をほかの外用薬と混合して使用しているのを目にした。

　チューブの軟膏をそのまま処方すると，どのような治療を受けているのか患者が簡単にわかるため，その病院特有の外用薬であることを患者に印象づけさせるために混合していると説明された記憶がある。しかし現在では，患者には「お薬手帳」を渡すことになっているので，どのような薬と混合したのかは，「お薬手帳」をみればわかる仕組みになっている。

② 脱ステロイド療法により重症患者が増えた時代

　脱ステロイド療法を信じたアトピー性皮膚炎患者は，世界標準治療であるステロイド外用療法から遠ざけられ，民間療法や医学的根拠の乏しい治療を受けるようになり，重症アトピー性皮膚炎患者が増えた。

　つまり医学的根拠に基づいた正しい治療を悪者に仕立て上げ，医学的根拠のない治療や製品(石鹸や化粧品，スキンケア用品，寝具など)をアトピー性皮膚炎患者に売り，患者およびその家族から収入を得るという医療の名を借りたビジネスがはびこるようになった。

　中にはアレルゲンを取り除いたといううたい文句で従来の粉ミルクと異なるものが発売されたことがある。しかしこれらの粉ミルクには亜鉛とかビオチンなどの必須栄養素が入っていないものがあったため，亜鉛欠乏症やビオチン欠乏症を発症した乳児もいた。

　このようなアトピー性皮膚炎患者の弱みに付け込んだ商売を，金沢大学医学部皮膚科教授の竹原和彦先生は「アトピービジネス」と呼び，厳しく糾弾している。しかし本書はアトピービジネスを糾弾するのが目的ではなく，また竹原先生は既にアトピービジネスに関する書籍を数多く上梓しているので，詳細は竹原先生の著書を読んで頂きたい[1]。

　いずれにせよアトピービジネスから発せられる種々の言葉を信じた患者は脱ステロイド療法に走り，重症アトピー性皮膚炎患者が増え，社会問題化し，中には死亡した患者も出てしまった。

　その後，脱ステロイド療法に対する反省から日本皮膚科学会は，ステロイドの外用療法の見直しを行うようになり，今では「アトピー性皮膚炎治療の基本はステロイドの外用薬である」としている。

　その結果，医療の名を借りた営利事業は徐々に下火になったと思われたが，インターネットをみると，ステロイド外用薬を使用するのはとんでもないと，アトピービジネスに患者を駆り立てる宣伝が今でも行われているし，皮膚科医であっても，ステロイド外用薬は使用するが，弱いものや薄めたものしか使用しないという医師は多い。

Column

■ なぜ脱ステロイド療法に走る患者が出てしまうのか

　もともとアトピー性皮膚炎は子どもの病気であるので，治療の選択権は親が握っている。親は子どもの痒みやつらさを実際に体験することはできないので，将来ステロイドの副作用で廃人になってしまうと脅されれば，それを信じてしまうことが多い。しかもアトピー性皮膚炎の8割程度は思春期以降，自然に良くなるこ

とが多いので，自然に良くなれば，脱ステロイド療法は正しい治療法だったと確信するようになる。しかしアトピー性皮膚炎患者の2割程度は自然に良くならない。このような患者に脱ステロイド療法を続けていると，痒みがおさまらず掻き続けるため，見た目の皮膚も赤黒くなる。またひどい痒みのために夜も寝られなくなり，患者は精神的にも追い詰められた状態になってしまうことが多い。

③ 保湿剤療法により重症患者が増えた現在

しかし，ここ10～20年ほど前からは，昔からある脱ステロイド療法に代わって，保湿剤療法がインターネットはもちろん，皮膚科学会でも言われるようになり，再び重症アトピー性皮膚炎患者が増えてきた。この保湿剤療法は，世界標準治療であるステロイド外用療法の一部やその多くを保湿剤で置き換えて治療するというもので，広い意味での脱ステロイド療法である。このようなステロイドをあまり使わないという治療法を脱ステロイド療法と区別するために，筆者は「減ステロイド療法」と呼ぶことにする。

減ステロイド療法の巧妙なのは，ステロイド外用薬を保湿剤と混ぜて使用するとか，ステロイド外用薬と保湿剤の重ね塗りをするなど，ステロイド外用薬も使用するため，軽症のアトピー性皮膚炎は改善することが多いことである。

しかし，ステロイドをあまり使わない減ステロイド療法では，中等症以上のアトピー性皮膚炎は軽快しないことが多く，これらの保湿剤を中心とする減ステロイド療法を続けていると，痒みが止まらないため皮疹を掻破し，アトピー性皮膚炎が悪化することも少なくない。いずれにせよこのような保湿剤を使用する減ステロイド療法は今までにない治療法として日本では脚光を浴びているが，保湿剤の宣伝であることが少なくない。

2 アトピー性皮膚炎の定義

① 日本皮膚科学会のアトピー性皮膚炎の定義

アトピー性皮膚炎は内因性の湿疹・皮膚炎の代表的なもので，基本的に左右対称性に皮疹が生じる。日本皮膚科学会のアトピー性皮膚炎の定義では，アトピー性皮膚炎は増悪・寛解を繰り返す瘙痒のある湿疹を主病変とする疾患であり，患者の多くはアトピー素因を有するとされている（**表1**)[2]。そしてアトピー素因とは，①家族歴・既往歴（気管支喘息，アレルギー性鼻炎・結膜炎，アトピー性皮膚炎のうちいずれか，あるいは複数の疾患），または，②IgE抗体を産生しやすい素因と定義している。またアトピー性皮膚炎の診断基準は**表2**のように決められており，**表3**の

表1　日本皮膚科学会のアトピー性皮膚炎の定義

- アトピー性皮膚炎は増悪・寛解を繰り返す瘙痒のある湿疹を主病変とする疾患であり，患者の多くはアトピー素因をもつ
- アトピー素因：
  - 家族歴・既往歴（気管支喘息，アレルギー性鼻炎・結膜炎，アトピー性皮膚炎のうちいずれか，あるいは複数の疾患）
  - IgE抗体を産生しやすい素因

（文献2より引用）

表2　日本皮膚科学会のアトピー性皮膚炎の診断基準

① 瘙痒
② 特徴的皮疹と分布
　1) 皮疹は湿疹病変
　　・急性病変：紅斑，湿潤性紅斑，丘疹，漿液性丘疹，鱗屑，痂皮
　　・慢性病変：浸潤性紅斑，苔癬化病変，痒疹，鱗屑，痂皮
　2) 分布
　　・左右対側性
　　　好発部位：前額，眼囲，口囲，口唇，耳介周囲，頸部，四肢関節部，体幹
　　・参考となる年齢による特徴
　　　乳児期：頭，顔にはじまりしばしば体幹，四肢に下降
　　　幼小児期：頸部，四肢関節部の病変
　　　思春期・成人期：上半身（頭，頸，胸，背）に皮疹が強い傾向
③ 慢性・反復性経過（しばしば新旧の皮疹が混在する）
　　乳児では2カ月以上，その他では6カ月以上を慢性とする

上記1，2，および3の項目を満たすものを，症状の軽重を問わずアトピー性皮膚炎と診断する。そのほかは急性の湿疹とし，年齢や経過を参考にして診断する

（文献2より引用）

表3　日本皮膚科学会のアトピー性皮膚炎診断の参考項目

- 家族歴（気管支喘息，アレルギー性鼻炎・結膜炎，アトピー性皮膚炎）
- 合併症（気管支喘息，アレルギー性鼻炎・結膜炎）
- 毛孔一致性丘疹による鳥肌様皮膚
- 血清IgE値の上昇

（文献2より引用）

ような診断の参考項目も定めている。しかしこれらの診断基準は多くの湿疹・皮膚炎にも当てはまるので，種々の皮膚疾患を除外する必要があり，除外すべき疾患を表4に記載している[2]。

　そのため，これらの疾患を除外できる皮膚科専門医であれば，アトピー性皮膚炎の診断は，それほど難しいわけではないが，これらの除外すべき疾患の診断ができない

表4 アトピー性皮膚炎の診断から除外すべき診断（合併することはある）

- 接触皮膚炎
- 手湿疹（アトピー性皮膚炎以外の手湿疹を除外するため）
- 脂漏性皮膚炎
- 皮膚リンパ腫
- 単純性痒疹
- 乾癬
- 疥癬
- 免疫不全による疾患
- 汗疹
- 膠原病（SLE，皮膚筋炎）
- 魚鱗癬
- ネザートン症候群
- 皮脂欠乏性湿疹

（文献2より引用）

医師は誤診する可能性が高くなる。また診断にあたってはほかのアレルギー疾患を合併しているか，それらのアレルギー疾患の既往歴や家族歴も診断の目安になる。

② 海外におけるアトピー性皮膚炎の診断基準

一方海外では，アトピー性皮膚炎の診断にはHanifin & Rajkaの診断基準が使われることが多いが，この診断基準ではアトピー性皮膚炎以外の疾患が混ざる可能性があるため，日本皮膚科学会のアトピー性皮膚炎における診断基準のほうが，より正確だと考えられる。いずれにせよアトピー性皮膚炎の診断に関してはまだ十分なコンセンサスは得られておらず[3,4]，米国のアトピー性皮膚炎のガイドラインでもエビデンスレベルがⅠで推奨度がAの診断基準はないとしている[5]。そのため除外すべき疾患の鑑別が重要となる。

またアトピー性皮膚炎患者は，一般的に種々のものにかぶれやすいので，通常の人より接触皮膚炎を起こしやすい。実際手湿疹［手荒れ（図1）］は手の洗い過ぎや水仕事などで手をぬらすことが多い人に生じる外因性の湿疹であるが，アトピー性皮膚炎の人がなりやすいことが知られている。

3 アトピー性皮膚炎になりやすい人

今のところアトピー性皮膚炎の原因遺伝子は見つかっていないが，遺伝性の素因を持っている人に多く発症することから，多因子遺伝の疾患と考えられている。そのため家族にアトピー性皮膚炎や小児喘息，アレルギー性鼻炎の患者がいる人は，

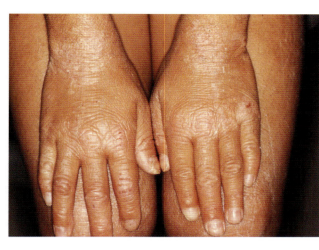

→図1 アトピー性皮膚炎に合併した手湿疹

アトピー性皮膚炎患者は手湿疹を生じることが多く，アトピー性皮膚炎が良くなっても，成人になってから，美容師などの頻繁に手を洗わなければならない職種に就いた場合は，手湿疹を患うことが多い

発症のリスクが高い。食べ物や生活環境が原因で発症する病気ではないが，食物アレルギーの人も多いと言われている。ただし，アトピー素因を持っているすべての人がアトピー性皮膚炎を発症するわけではなく，個人差がある。いずれにせよ遺伝的な要因があるため，アトピー体質を根本的に治すことはできないが，アトピー性皮膚炎の7～8割は年齢とともに自然に軽快することが多い。

4 アトピー性皮膚炎の頻度

2000～2002年度に実施された厚生労働科学研究（平成12～14年度厚生労働科学研究費補助金免疫アレルギー疾患予防・治療研究事業「アトピー性皮膚炎の患者数の実態および 発症・悪化に及ぼす環境因子の調査に関する研究」）による全国規模の調査（健診総人数48,072人）では，本症の全国平均有症率は4カ月児では12.8％，1歳半児では9.8％，3歳児では13.2％，小学1年生では11.8％，小学6年生では10.6％，大学生では8.2％であった（図2）。

また，2003～2005（平成15～17）年度厚生労働科学研究費補助金免疫アレルギー疾患予防・治療研究事業「アトピー性皮膚炎の有症率調査法の確立および有症率低下・症状悪化防止対策における生活環境 整備に関する研究」では，東京大学職員を対象とした成人の有症率は20歳代では10.2％，30歳代では9.0％，40歳代では4.1％，50～60歳代では2.4％であった（図3）[6]。

また海外ではアトピー性皮膚炎の多くは思春期以降成人になれば自然に軽快するが，10～30％は成人になっても続き，一部は成人になってから発症する症例もあるとされている[7]。

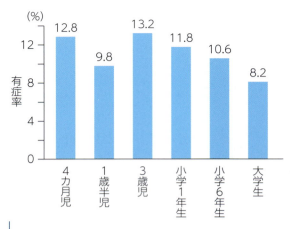

図2 アトピー性皮膚炎の全国平均有症率
4カ月児が1歳半児より有症率が高いが，これは乳児脂漏性皮膚炎をアトピー性皮膚炎とカウントしたためかもしれない

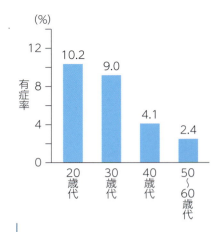

図3 アトピー性皮膚炎の有症率
（健診対象：東京大学職員）

（文献6より引用）

つまり小児のアトピー性皮膚炎患者の多くは良くなるが，成人になって再発する患者もいるし，小児期のアトピー性皮膚炎が軽快しないまま成人まで続く患者もいる。そして成人になるまで症状が続く患者は，重症のアトピー性皮膚炎が多いとされている[8]。一方，日本では成人まで続くアトピー性皮膚炎患者は適切なステロイドの外用療法を受けていなかった症例に多い。

以上のようにアトピー性皮膚炎は基本的に子どもの病気であるが，日本では成人のアトピー性皮膚炎の頻度が海外と比べて高い。これは日本では16歳以上のアトピー性皮膚炎患者は皮膚科特定疾患指導管理料を請求できるようになったため，成人の湿疹・皮膚炎がアトピー性皮膚炎と診断されている可能性がある。実際当科を訪れた65歳の患者は，近医皮膚科で6年間アトピー性皮膚炎ということで治療を受けていたが，実際は薬剤による光線過敏症であった。また降圧剤による扁平苔癬をアトピー性皮膚炎と診断されていた患者もいた。

5 アトピー性皮膚炎の病因

① これまでの歴史─Th2優位説

アトピー性皮膚炎の病因は解明されていないが，免疫異常と皮膚のバリヤ機能異常という説が主なものである。もともとアトピー性皮膚炎患者では血中好酸球やIgEの値が高かったことから，代表的なアレルギー疾患とされ，様々な免疫学的検索が行われた。その結果アトピー性皮膚炎や一部の気管支喘息はタイプ2ヘルパー

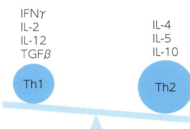

→図4 アトピー性皮膚炎の発症メカニズムに関するTh2優位説

ヘルパーT細胞は，抗原の種類によって，Th1細胞あるいはTh2細胞に分化する。Th1細胞は，細菌やウイルスなどの異物に対して反応し，Th2細胞は，ダニやカビ，花粉などのアレルゲンに反応する。そしてこのTh1とTh2のバランスが悪いと，様々な疾患が生じ，アトピー性皮膚炎などアレルギー疾患ではTh2側に傾いているため生じるという説である

（文献9より引用）

T細胞（Th2細胞）より引き起こされる疾患とされた（図4）[9]。

② バリヤ機能異常説

しかしその後アトピー性皮膚炎には皮膚のバリヤ機能異常があることがわかり，さらに免疫異常も皮膚のバリヤ機能異常で説明可能であることから，アトピー性皮膚炎は皮膚のバリヤ機能異常で生じるという説が有力になった[10]。つまりアトピー素因を持っている人は肌が敏感で，普通の人には何でもない刺激にも過剰に反応して，皮膚炎を発症するという説である。これを裏付けるものとして，皮膚に存在するFilaggrin（フィラグリン）の遺伝子変異がアトピー性皮膚炎患者に高率にみつかり，最近このフィラグリン遺伝子変異がアトピー性皮膚炎の原因ではないかとの説が脚光を浴びるようになった。

フィラグリンは，表皮の顆粒細胞で産生される塩基性蛋白質の一種であり，皮膚のバリヤ機能に欠かすことのできないものである。しかしアトピー性皮膚炎患者でフィラグリン遺伝子変異が見つかるのは北欧で20数％，日本では27％程度であり，残りの症例ではフィラグリン遺伝子変異は見つかっていない[11,12]。

さらにフィラグリンの遺伝子変異によって生じる皮膚疾患は尋常性魚鱗癬で，アトピー性皮膚炎と尋常性魚鱗癬では，皮膚の乾燥は共通して認められるが，皮膚科専門医がみれば両者は異なる疾患であることは，一目瞭然である。また，フィラグリン遺伝子変異がみられないアトピー性皮膚炎患者も多く存在する。また最近は，フィラグリン以外に皮膚のバリヤ機能に重要な働きを示す様々な物質も発見され，バリヤ機能異常説は混沌としてきた。

最近，アトピー性皮膚炎は皮膚のバリヤ機能の異常で生じるという仮説を確かめるために行われた研究で，生後すぐから保湿剤を毎日外用すると皮膚の保湿機能が高まり，アトピー性皮膚炎の発症が抑えられるとする論文があるが，同時に行った

卵に対する免疫学的異常を調査した論文では生後すぐから保湿剤を使用しても，変化がみられなかったとの報告もある[13]。つまりアトピー性皮膚炎にみられるバリヤ機能異常と免疫異常は必ずしもリンクしないということである。

③ 免疫異常説

　最近のトピックスとして，アトピー性皮膚炎はTh2の亢進によって生じるという古くからある免疫異常説に基づいて，Th2を抑える生物学的製剤が開発された。そしてその生物学的製剤がアトピー性皮膚炎を有意に改善するとの国際共同治験結果が得られた。

　一方，皮膚のバリヤ機能を改善する新たな保湿剤が次々と開発されているが，アトピー性皮膚炎にみられる乾燥肌を改善する程度で，アトピー性皮膚炎に有効との報告は今のところない。このことからアトピー性皮膚炎にみられるバリヤ機能異常は，アトピー性皮膚炎の原因ではなく，アトピー性皮膚炎の結果としてみられる現象である可能性が高くなってきた[14]。

　動物実験や試験管内実験の結果から導かれる治療ではなく，実際にその薬を使用して良くなったかどうかを二重盲検比較試験でみることによって，その薬が有効か無効かを判断し，その結果から導かれる発症メカニズムが真の原因であることが多い。Th2を抑える抗体製剤の治療成績から，アトピー性皮膚炎はTh2の亢進によって生じるという説が有力となり，今後バリヤ機能異常によってアトピー性皮膚炎が生じるという説は下火になる可能性がある。

④ 今後の課題

　上記のようにフィラグリン遺伝子変異はアトピー性皮膚炎にみられることが比較的多い検査異常であるが，遺伝子変異が見つからない患者のほうが多いため，フィラグリン遺伝子変異をアトピー性皮膚炎の原因と考える根拠は少ないと考えられる。このようにその疾患によくみられる結果を原因と混同すると，間違いを犯すことになる。新聞やインターネットでアトピー性皮膚炎の原因がわかったなど，センセーショナルな報道や記事を目にすることがあるが，その内容は動物実験から得られた結果なのか，単にアトピー性皮膚炎によくみられる検査データなのか，慎重に判断しないと惑わされることになる。

6 アトピー性皮膚炎の主な症状

　アトピー性皮膚炎の症状では瘙痒を伴う皮疹が，ほぼ左右対称に生じる。日本皮膚科学会では，乳幼児以降のアトピー性皮膚炎を**表5**のように分類している[2]が，筆者

表5　日本皮膚科学会による臨床型（幼小児期以降）

- 四肢屈側型
- 四肢伸側型
- 小児乾燥型
- 頭，頸，上腕，背型
- 痒疹型
- 全身型
- これらが混在する型も多い

(文献2より引用)

は四肢伸側だけに皮疹があるアトピー性皮膚炎患者を見たことはない。つまり四肢伸側にも皮疹がみられるアトピー性皮膚炎患者はいるが，四肢伸側だけに皮疹がある場合は，魚鱗癬など他疾患を考えたほうがよい。

　いずれにせよアトピー性皮膚炎の皮疹は特に汗がたまりやすい肘窩や膝窩，あるいは頸部にみられ，ひどくなると皮疹が他部位にもみられるようになる。特に肘窩や膝窩は好発部位で，これらの部位に湿疹病変が左右対称に存在すれば，それだけでアトピー性皮膚炎と診断できることが多い。

　個々の皮疹の臨床症状だけからは他の湿疹・皮膚炎との鑑別は難しいが，発疹の分布や発症年齢，経過からアトピー性皮膚炎と診断することはそれほど難しくない。いずれにせよ，治りにくい湿疹やかぶれ様症状が左右対称性に生じる場合は，アトピー性皮膚炎を考慮すべきである。

① アトピー性皮膚炎の症状は年齢とともに変化する

(a) 乳児期

　乳児期（生後1年頃まで）は，湿潤した湿疹やびらんなどが，顔，特に耳・口のまわり，首にできる（図5）。ただし口囲や下顎の病変は食事の際の食べ物の付着が刺激になった可能性もある。また頭部に厚い痂皮が付着することもある（図6）。そのためこの時期では乳児脂漏性皮膚炎との鑑別は困難で，経過をみないと鑑別できないため，両者を併せて乳児湿疹と呼ぶ。

　つまり，自然に軽快すれば乳児脂漏性皮膚炎で，寛解・増悪を繰り返せばアトピー性皮膚炎ということになる。

　また乳児のアトピー性皮膚炎でも，肘窩を中心に皮疹がみられたり（図7），おなかや背中が乾燥して，白く粉を吹いたりカサカサになったりすることもある（図8）。

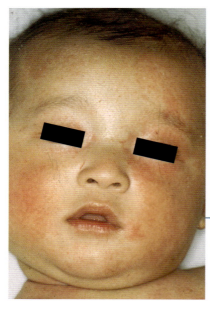

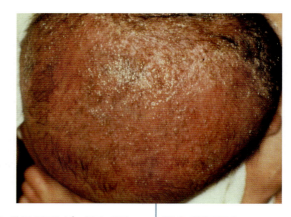

▶図5 乳児のアトピー性皮膚炎
乳児脂漏性皮膚炎と乳児のアトピー性皮膚炎は鑑別ができないので乳児湿疹と呼ばれる。治療経過や自然の経過で区別するが，この患者では体幹のほうにも広範囲に湿疹がみられるので，アトピー性皮膚炎の可能性が高い

▶図6 乳児湿疹
この患者の写真だけからは頭部の皮疹しかみえないので，鑑別は不可能である

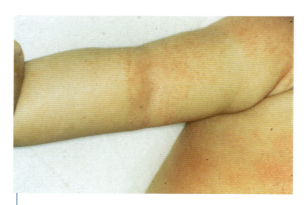

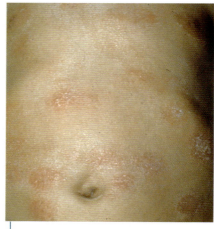

▶図7 乳児のアトピー性皮膚炎
肘窩など関節屈曲部にも湿疹病変があるので，アトピー性皮膚炎と診断できる

▶図8 乳児のアトピー性皮膚炎
体幹に貨幣状湿疹が多発し，毛孔一致性丘疹による鳥肌様皮膚もみられる

Column
■ 乳児湿疹とは

　乳児脂漏性皮膚炎と乳児のアトピー性皮膚炎は経過をみないと鑑別が困難である。つまり経過を観察しない限り，アトピー性皮膚炎か脂漏性皮膚炎か断定できないことが多い。しかしこのことを十分理解していない医学論文がときどき見受けられる。たとえば，乳児湿疹を脂漏性皮膚炎として，皮疹部位に存在するマラセチアを調べた論文などがある[15]。これらの論文を読むと，新知見が得られたように思われがちであるが，乳児のアトピー性皮膚炎か乳児脂漏性皮膚炎か，どうやって鑑別したのか記載されていない。

　実際にアトピー性皮膚炎の全国平均有症率（平成12～14年度厚生労働科学研究疫学調査）をみると，4カ月児のアトピー性皮膚炎の有病率が12.8％で，1歳半児の9.8％より高い値になっている。生後4カ月では乳児脂漏性皮膚炎かアトピー性皮膚炎か鑑別できないはずである。4カ月児のアトピー性皮膚炎の頻度が1歳半児より高くなっているのは，乳児脂漏性皮膚炎もアトピー性皮膚炎としてカウントしたためと考えられる。

　論文を読むときには，診断や調査方法が医学的に正しいのかをよく検証して，その結論が正しいかどうかを判断しなければならない。

（b）小児期

　小児期では，肘窩や膝窩にカサカサしたり，湿潤した湿疹病変が生じ（図9），目と口のまわりが乾燥する。痒みが強いために，繰り返し掻き壊してしまった結果，皮膚が厚く硬くなる苔癬化局面を形成することも少なくない。体幹では特に冬季には皮膚が乾燥し，皮膚がざらざらすることがあり，これを小児乾燥性湿疹（図10）と呼ぶことがあるが，これもアトピー性皮膚炎によくみられる皮膚症状である。

　小児乾燥性湿疹は肌が乾燥する冬季に痒みを訴えることが多いが，肘窩のほうは皮疹の程度がひどく，汗をかく夏季に悪化することが多い（図11）。特に夏は汗が貯留しやすい肘窩や膝窩，あるいは頸部に湿疹病変が出やすいので，世間ではこれを「あせも」と言っており，そのように呼ぶ親も多い。

Column
■ 「あせも」とは

　「あせも」の医学病名は汗疹で，汗が皮膚に貯留して，小水疱などが生じる疾患である（図12）。溶鉱炉などきわめて高温のところで働く人にみられると記載されている。しかし現在エアコンが完備されている環境で働く人に，あせもがみられることは通常ない。

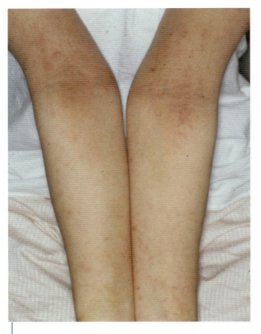

▶図9 小児のアトピー性皮膚炎
肘窩に左右対称性に苔癬化を伴う紅斑局面がみられる

▶図10 小児乾燥性湿疹
小児期のアトピー性皮膚炎では冬季になると，体幹にこのような病型がみられることが多い

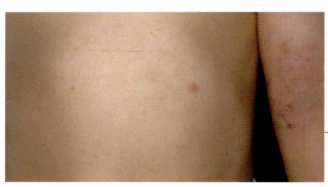

▶図11 小児期のアトピー性皮膚炎
肘窩には苔癬化を伴う紅斑局面がみられ，体幹は小児乾燥性湿疹の状態となっている

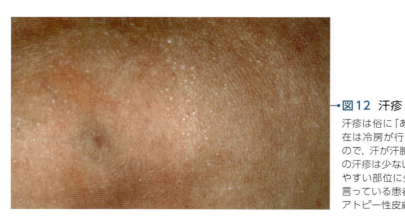

▶図12 汗疹
汗疹は俗に「あせも」と呼ばれるが，現在は冷房が行き届いていることが多いので，汗が汗腺内で貯留して生じる本当の汗疹は少ない。その代わり汗が貯留しやすい部位に生じる湿疹を「あせも」と言っている患者は多く，そのほとんどはアトピー性皮膚炎である

もちろん，あせもでも炎症を伴えば，痒くなり，湿疹様の変化を伴うこともあるが，稀である。現在「あせも」を主訴に来院する患者を観察すると，関節屈曲部など汗がたまりやすい部位に生じた湿疹で，その多くはアトピー性皮膚炎である。「あせも」を主訴に来院する患者は，主に夏にしか生じないため，アトピー性皮膚炎と思っていない人は多く，医師側もアトピー性皮膚炎ではなく，「あせも」と説明していることも多い。

（c）思春期以降

　思春期を過ぎると軽快することが多いが，中には小児期の症状に加えて，顔や首の皮膚が肥厚し，浸潤を触れるようになり，適切な治療が行われないと苔癬化を伴う紅斑局面を形成するようになる（図13）。その結果，顔では暗紫紅色の浸潤を触れる紅斑を形成することもあり，俗に赤鬼様顔貌と呼ばれることもある（図14）。さらにこの苔癬化局面が全身に及ぶこともある（図15）。

　このようになるとかなり重症で，強い瘙痒に悩まされるために，睡眠不足に陥ることも多い。しかしこのようなひどい状態でも，適切な治療を行えば，痒みから解放され，眠れるようになる。ただし治療により紅斑が消失しても，重症のアトピー

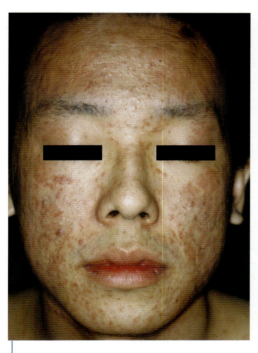

図13　顔にも皮疹が生じたアトピー性皮膚炎

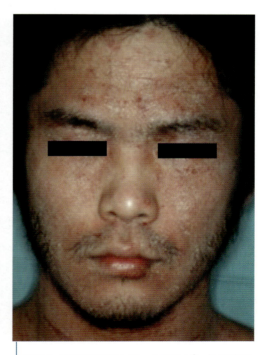

図14　赤鬼様顔貌となったアトピー性皮膚炎

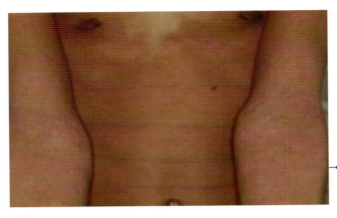

図15 体幹にも広範囲に苔癬化を伴う紅斑局面を生じたアトピー性皮膚炎

性皮膚炎では色素沈着が残り，色素沈着が消失することはほとんどない。このような場合は皮膚にアミロイドが沈着していることもあり，特有の暗紫紅色を混じた色素沈着となっていることもある。この状態になると，慣れた皮膚科医であれば顔を一見しただけで重症アトピー性皮膚炎とわかる。テレビの出演者にもときどき重症アトピー性皮膚炎患者がいるが，メイクでごまかしきれない重症アトピー性皮膚炎患者は少なくない。

(d) まとめ

アトピー性皮膚炎の8割程度は思春期までに自然に軽快することが多いが，残りの2割程度はいったん良くなったあと，成人になって再発するか，小児期のアトピー性皮膚炎が軽快しないまま成人まで続く患者である。しかし成人まで続くアトピー性皮膚炎患者の多くは不適切治療により，治らなかった症例であることが多い。また皮膚の一部を掻いていると，そこが結節状に盛り上がり，小豆大の硬いしこり（痒疹）（図16）ができることもある。痒疹になると痒疹部位の治療は困難なので，痒疹になる前に適切な治療を行うべきである。

また不適切な治療で，痒みがおさまらず，掻破痕やびらんを生じ，貨幣状湿疹や自家感作性皮膚炎（図17）を起こすこともある。ただし貨幣状湿疹や自家感作性皮膚炎などの急激に悪化をきたす症例は脱ステロイド療法などの不適切治療を受けている患者（図18）に多いようであるが，減ステロイド療法（ステロイドを保湿剤で稀釈して使用，あるいは保湿剤の上に重層して使用）のように少量ではあるがステロイドを使用している患者は，自家感作性湿疹はそれほど多くないようである。しかし減ステロイド療法ではアトピー性皮膚炎は良くならないため，掻き壊しにより，徐々に苔癬化が目立つ紅斑局面を形成し，赤鬼様顔貌などを呈する重症アトピー性皮膚炎になることが多い（図14）。

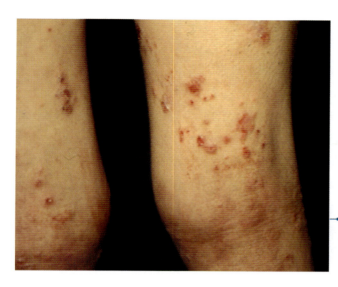

図16 掻破により，掻破痕と結節性痒疹がみられたアトピー性皮膚炎

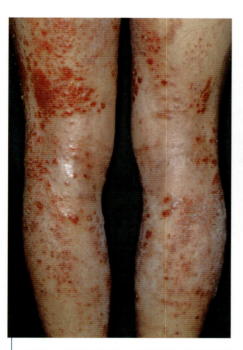

図17 貨幣状湿疹と自家感作性皮膚炎を合併したアトピー性皮膚炎①

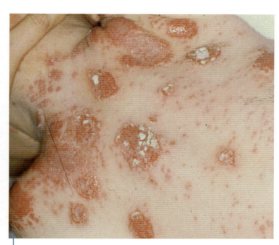

図18 貨幣状湿疹と自家感作性皮膚炎を合併したアトピー性皮膚炎②

ステロイドの外用は体に良くないと信じて脱ステロイド療法に走った母親のもとで，食事療法を行っていた患者である。びらん面に付着して白くみえるのは亜鉛華軟膏である

7 血液検査は必要か

① アレルギー検査とは何か—抗原特異的IgEの値が示すもの

アトピー性皮膚炎では好酸球や血液中の免疫グロブリンE（IgE）の増加がみられ，また種々の抗原に対する抗原特異的IgEの値が高くなる[16, 17]。また種々の抗原に対する皮内反応も陽性となることが多い。よく「アレルギーの血液検査をして下さい」と言う患者がいるが，アレルギーの有無を調べる血液検査はなく，患者が特定の物質に対し，アレルギー反応を示す可能性があるか否かを試験管内レベルで調べることをアレルギー検査と言っているようである。

つまり患者は抗原特異的IgEの測定をアレルギー検査と呼んでいるが，この検査は食物アレルギーのスクリーニングに役立つことがある程度で，アトピー性皮膚炎や突発性蕁麻疹の原因検索にはほとんど役に立たない。つまりアトピー性皮膚炎は，種々の抗原に対し，抗原特異的IgEを産生しやすい疾患であるため，種々の抗原に対して陽性反応を示すが，それらの抗原が原因でアトピー性皮膚炎が生じるわけではない（原因と結果を混同してはいけない！）。

Column

■ 原因と結果を混同してはいけない

アトピー性皮膚炎は抗原特異的IgEの検査を行えば，様々なものが陽性となるが，これらが原因でアトピー性皮膚炎が生じるわけではない。たとえば肺炎のときには発熱するが，発熱は肺炎の原因ではない。その疾患によくみられる症状や検査データはあくまでもよくみられる症状や検査データであって，原因とは限らない。つまり原因と結果を混同すると，とんでもない間違いを犯すことになる。

たとえば薬剤性過敏症症候群（drug-induced hypersensitivity syndrome：DIHS）は，欧米，特に欧州ではDRESS (drug reaction with eosinophilia and systemic symptoms) と呼ばれる重症薬疹である。本症ではヒトヘルペスウイルス6（HHV-6）の再活性化がみられることが多いことから，日本ではDIHSの原因がHHV-6であるかのごとく記載されている。しかしDIHSのような全身症状が侵される重篤な疾患では，潜伏感染しているウイルスの再活性化がみられても不思議ではない。

実際，欧州のDRESSの診断基準にはDIHSに特徴的とされるヘルペス属ウイルスの再活性化の項目が含まれていない。つまり得られた検査結果がその疾患の結果なのか原因なのかを慎重に見きわめないと，とんでもない間違いを犯すことになる。

② 抗原特異的IgE検査と食物アレルギー

さらに抗原特異的IgEは，食物アレルギーでない人も陽性になることが多い。そのため抗原特異的IgEの測定が食物アレルギーの検査に使用されるといっても，あくまでもスクリーニング検査で，食物アレルギーをこの検査で確定することはできない。本当に食物アレルギーかどうかをみるためには，患者を入院させ，原因と思われる食べ物を摂取させ，症状が出るかどうかを二重盲検で観察しなければならない。

しかし日本で行われている食物の負荷試験は，二重盲検ではなく，単盲検である。そのため観察者は投与した食べ物がプラセボか被検食物かわかっているため，ちょっとした皮疹や痒みを陽性ととらえる可能性がある。

実際に帝京大学の小児科で，抗原特異的IgEの測定結果から食物アレルギーと診断された患者を，二重盲検で食物の負荷試験を行ったところ，陽性となった患者はほとんどいなかったという。

一般にアトピー性皮膚炎の乳幼児では，ほとんどの食物抗原に対するIgE値が高いが，皮疹の改善がみられなくても，成長するにしたがって食物抗原に対するIgE値は下がってくる。その代わりにダニやハウスダストなどの環境抗原に対する値が高くなることが多い[16, 17]。また皮内テストも同じような傾向を示す。つまり抗原特異的IgEを調べると，アトピー性皮膚炎患者では様々なものに陽性反応を示すが，これらの検査値異常はアトピー性皮膚炎の原因ではなく，アトピー性皮膚炎の結果生じる検査値異常なので，原因と考えてはいけない。しかしこの血液検査の結果から，防ダニグッズを買わされたり，種々の食事制限を受けたりしている患者は多い。こんなところにもアトピービジネスがはびこっている。

Column

■ 日本は検査天国

日本では多くの検査が保険でカバーされているため，不必要な検査が行われている。なぜならば検査をすると病院の収入が増えるからである。しかも自己負担が少ないので，検査をしてくれたと喜ぶ患者も多い。しかし米国では，検査費用はすべて患者側が負担するため，不必要な検査を受けることを患者が同意することはないし，ついでの検査も許してはくれない。

もちろん診断・治療に必要な検査はしなければならないが，抗原特異的IgEの測定は，アトピー性皮膚炎や突発性蕁麻疹の診断にはほとんど意味がない。抗原特異的IgEの測定は運動誘発性アナフィラキシーショックなど一部の食物アレルギーでは陽性になることもあるが，陰性のこともある。せいぜいスクリーニングに使う程度である。

③ 米国の皮膚科学会のIgE検査に関する見解

　実際，米国の皮膚科学会のアトピー性皮膚炎における診断・治療のガイドライン[18]では，ルーチンに抗原特異的IgEを測るべきでないとしている。しかもこの測るべきでないということに対する推奨度はAで，エビデンスレベルはⅠである（表6）。さらに米国アレルギー・喘息・免疫学会（American Academy of Allergy, Asthma, and Immunology：AAAAI）は「IgE抗体陽性という所見は血中のIgE抗体の存在を示すだけで，アレルギーの臨床症状を意味しない。IgE抗体検査は個々の病歴に基づいて行うべきである」として，根拠のない一連の特異的IgE抗体検査（RAST）の実施を戒めている。また食物アレルギーの診断に抗原特異的IgGの測定が行われたことがあるが，最近，米国，ついで日本，欧州のアレルギー学会では，この測定の有用性を公式に否定している。

④ 米国の皮膚科学会のTARCに関する見解

　そのほか，米国の皮膚科学会ではアトピー性皮膚炎に特異的なマーカーや指標，またアトピー性皮膚炎の重症度を判定するマーカーや指標も今のところないとしている。実際日本では保険の適用になったTARC（thymus and activation-regulated chemokine：CCL17）の測定も米国皮膚科学会では臨床的有用性はほとんどないとしている。なぜならば，TARCはアトピー性皮膚炎に特異的だとい

表6　米国皮膚科学会のアトピー性皮膚炎の診断と評価に対する推奨度
Table Ⅲ. Strength of recommendations for the diagnosis and assessment of atopic dermatitis

Recommendation	Strength of recommendations	Level of evidence
Diagnosis made using criteria in Box 1	C	Ⅲ
No specific biomarkers for diagnosis or severity assessment	B	Ⅱ
Immunoglobulin E levels not routinely recommended	A	Ⅰ
Available disease severity scales not for routine clinical use	C	Ⅱ
Should query of itch, sleep, impact on daily activity, and disease persistence	C	Ⅲ
Awareness and discussion of common associations	C	Ⅰ and Ⅱ
Integrated, multidisciplinary approach to care	C	Ⅲ

（文献18より引用）

うことが証明されていないからである。

　実際，TARCは菌状息肉症でも上昇することがわかり，この検査の信頼性はなくなりつつある。特に問題なのは，アトピー性皮膚炎の重症度は皮膚症状をみればわかることであり，米国のアトピー性皮膚炎のガイドラインでも，これらのマーカーは正確な病変の観察以上の意義はないとしている[18]。

　しかし最近日本では，アトピー性皮膚炎が良くなってもTARCを測定すると，高い値を示すので，さらなる治療をしたほうがよいと主張する医師がいる。何を根拠に言っているのであろうか。皮疹が消失すれば，治療を中止しても当分皮疹が再燃することはないことは実証済みである。検査データは検査データであり，単なるマーカーの1つでしかない。「木をみて森を見ず」のことわざのように，医師は患者の全体像をみなければならない。

　実際，アトピー性皮膚炎では，アトピー性皮膚炎が良くなってもIgEは高いし，たとえば梅毒では治ったあともTPHA（梅毒トレポネーマ抗体半定量）は高値を持続することは多い。皮膚科専門医であれば，アトピー性皮膚炎の重症度を，皮疹の観察で判定できなければいけないのに，皮膚科専門医のトレーニングが不十分な医師は，皮疹の観察ができないため，検査データだけでアトピー性皮膚炎の重症度を判断しているのかもしれない。このままでは皮膚科医が存在意義をなくしてしまうと危惧される。

Column

■ TARCの測定

　日本ではアトピー性皮膚炎の重症度の判定にTARCが使用され，またその測定検査が保険の適用にもなっている。しかしTARCは皮膚に炎症が広範囲に存在すると高くなるケモカインで，何もアトピー性皮膚炎だけにみられるケモカインではない。実際菌状息肉症などでも皮膚に広範囲な炎症があれば上昇することがわかっている。また重症の乾癬でもTARCが上昇することがある。

　何よりも皮膚科専門医であれば，アトピー性皮膚炎の重症度は，皮疹を観察することにより，簡単にわかるはずである。TARCの測定は視診でアトピー性皮膚炎の重症度を判定できない非皮膚科医には役に立つかもしれないが，アトピー性皮膚炎の重症度を判定できる皮膚科専門医には不必要な検査である。

　しかしTARCを測定すると，検査会社ばかりでなく，病院の収入が増える仕組みになっている。また最近はアトピー性皮膚炎が良くなっても，TARCの値が高いので，治療を続けるべきだとの意見があるが，その根拠は何であろうか。

■ 文献

1) 竹原和彦：アトピービジネス．文藝春秋，2000．
2) 日本皮膚科学会アトピー性皮膚炎診療ガイドライン作成委員会：アトピー性皮膚炎診療ガイドライン2016年版．日皮会誌．2016；126(2)：121-55．
3) Simpson EL, et al：How should an incident case of atopic dermatitis be defined? A systematic review of primary prevention studies. J Allergy Clin Immunol. 2012；130(1)：137-44.
4) Vakharia PP, et al：Systematic Review of Diagnostic Criteria Used in Atopic Dermatitis Randomized Controlled Trials. Am J Clin Dermatol. 2018；19(1)：15-22.
5) Eichenfield LF, et al：Guidelines of care for the management of atopic dermatitis：section 1. Diagnosis and assessment of atopic dermatitis. J Am Acad Dermatol. 2014；70(2)：338-51.
6) 日本アレルギー学会アトピー性皮膚炎ガイドライン専門部会：アトピー性皮膚炎診療ガイドライン2006．山本昇壯，他監修．協和企画，2006．
7) Ellis CN, et al：Understanding and managing atopic dermatitis in adult patients. Semin Cutan Med Surg. 2012；31(3 Suppl)：S18-22.
8) Kim JP, et al：Persistence of atopic dermatitis (AD)：A systematic review and meta-analysis. J Am Acad Dermatol. 2016；75(4)：681-7.
9) Narbutt J, et al：The imbalance in serum concentration of Th-1- and Th-2-derived chemokines as one of the factors involved in pathogenesis of atopic dermatitis. Mediators Inflamm. 2009；2009：269541.
10) Elias PM, et al：Therapeutic implications of a barrier-based pathogenesis of atopic dermatitis. Clin Rev Allergy Immunol. 2011；41(3)：282-95.
11) Nomura T, et al：Specific filaggrin mutations cause ichthyosis vulgaris and are significantly associated with atopic dermatitis in Japan. J Invest Dermatol. 2008；128(6)：1436-41.
12) Akiyama M, et al：FLG mutations in ichthyosis vulgaris and atopic eczema：spectrum of mutations and population genetics. Br J Dermatol. 2010；162(3)：472-7.
13) Horimukai K, et al：Application of moisturizer to neonates prevents development of atopic dermatitis. J Allergy Clin Immunol. 2014；134(4)：824-30.
14) Sullivan M, et al：Current and emerging concepts in atopic dermatitis pathogenesis. Clin Dermatol. 2017；35(4)：349-53.
15) Yamamoto M, et al：Utilization of matrix-assisted laser desorption and ionization time-of-flight mass spectrometry for identification of infantile seborrheic dermatitis-causing Malassezia and incidence of culture-based cutaneous Malassezia microbiota of 1-month-old infants. J Dermatol. 2014；41(2)：117-23.
16) 宮川加奈太，他：アトピー性皮膚炎患者における診断基準項目，年齢分布，重症度，IgE-RAST，血清IgE値の統計的解析：重症アトピー性皮膚炎患者における米アレルギーの果たす役割．アレルギー．1988；37：1101-10.
17) 藤澤重樹，他：アトピー性皮膚炎における血清IgE値，ダニ，卵白，牛乳，大豆，米，小麦の特異IgE抗体の相関性─多項式回帰モデルによる検討─．日皮会誌．1989；99(12)：1235-42.
18) Eichenfield LF, et al：Guidelines of care for the management of atopic dermatitis：section 1. Diagnosis and assessment of atopic dermatitis. J Am Acad Dermatol. 2014；70(2)：338-51.

3章
アトピー性皮膚炎の治療

3章

アトピー性皮膚炎の治療

1 難治性となったアトピー性皮膚炎患者に対し当科で行った治療とその治療成績

2012年1月から2014年10月までの間に帝京大学医学部附属病院皮膚科を受診した難治性アトピー性皮膚炎患者の治療成績[1, 2]について述べる。なお，ここで提示した症例は治療経過が良かったものを選択して報告したものではなく，上記の時期に筆者が診察した難治性アトピー性皮膚炎患者すべてである。

① 対象

対象は2012年1月から2014年10月までの間に帝京大学医学部附属病院皮膚科を受診し，病歴と臨床症状からアトピー性皮膚炎と診断した53例の外来患者のうち，初診のみで再診に訪れなかった7例を除外した46例のアトピー性皮膚炎患者である。

患者の内訳は男性25人，女性21人で，平均年齢は33.2±19.3歳と，成人のアトピー性皮膚炎患者がほとんどである。いずれも長期間いくつかの皮膚科で治療を受けているにもかかわらず，良くならないということで筆者の治療を求めて来院した患者である。

② 治療

これらの患者に対し，原則strongestクラスのステロイド外用薬［クロベタゾールプロピオン酸エステル（デルモベート®）軟膏］を処方したが，皮疹の程度が軽い部位にはvery strongクラスのステロイド外用薬も処方した。また顔の皮疹に対し，軽症の場合はタクロリムス（プロトピック®）軟膏を使用した患者もいたし，患者によっては今まで受けていた外用薬をそのまま使用したり，デルモベート®軟膏より弱いステロイド外用薬を使用した患者もいた。

しかしデルモベート®軟膏以外の外用薬では，顔の皮疹の改善が悪い患者が多かったので，2013年以降は重症度に応じて顔にも積極的にデルモベート®軟膏を使用するようにした。さらに乳幼児では皮疹の重症度は低いものが多かったので，ステロイドはstrongクラスのものを多く使用した。

ステロイドの外用は皮疹部位のみにし，回数は1日2回，皮疹部位から多少はみ

出てもよいが，原則として健常皮膚には外用しないようにした．また使用量は多少べとつき，ティッシュペーパーが皮膚につくかつかないぐらい外用するように指導した．その治療を行って，赤みがなくなり，痒みが消失した部位にはステロイドの外用をやめるように指導した．なおステロイド外用薬をほかの外用薬と混合したり，重層したりすることはなく，単剤で使用し，また，内服薬は一切使用しなかった．

③ 結果

　個々の症例をすべて提示することはできないので，一部ではあるが，臨床経過の写真を撮ることができた患者の症例を以下に示す．

症例1　27歳，男性

受けていた治療：子どもの頃からアトピー性皮膚炎で，様々な治療を受けていた．直近の治療は，d-クロルフェニラミンマレイン酸塩・ベタメタゾン配合（セレスタミン®）と漢方薬［ツムラ顆粒（53）］の内服とグリチルレチン酸（デルマクリン®A）軟膏の外用であった．

当科での治療：顔も含め皮疹のある部位にデルモベート®軟膏を1日2回多少べとつくぐらい外用したところ，1週間後にはかなり軽快し，眠れるようになった（図1）。その後，顔にはデルモベート®軟膏に代わってプロトピック®軟膏の外用に変更し，顔以外の部位は皮疹が残っているところだけにデルモベート®軟膏を継続して外用した．治療開始5週間後にはほぼ治癒したので，デルモベート®軟膏の外用をすべて中止した（図1）．しかし顔は軽度の紅斑があるので，プロトピック®軟膏の外用は継続した．

初診9週間後の来院時にはデルモベート®軟膏の外用を中止しているのにもかかわらず，体のほうの皮疹の再燃はない（図1）．顔にはプロトピック®軟膏を使用しているが，プロトピック®軟膏に変更してから，顔の紅斑が少し増した感じとなり，顔にもデルモベート®軟膏の外用を2週間行っていれば，早く良くなり，治療早期から顔の皮疹も良くなった状態を維持できていたかもしれない．

初診時

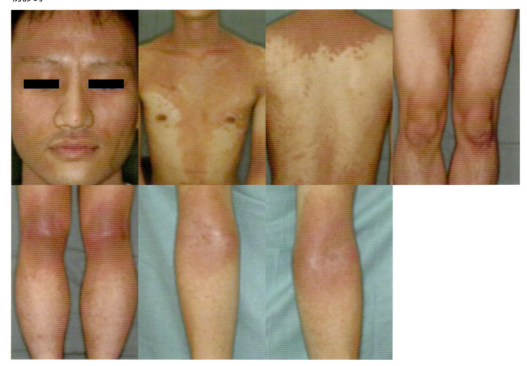

2回目（1週間後）

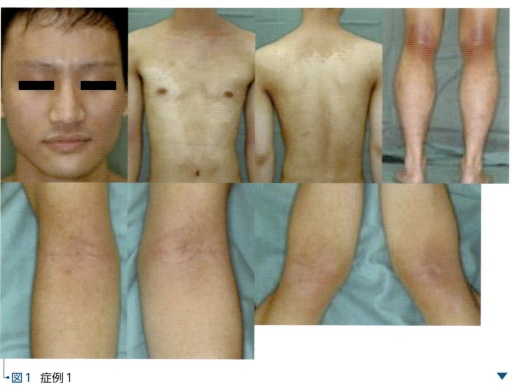

図1 症例1

3回目（3週間後）

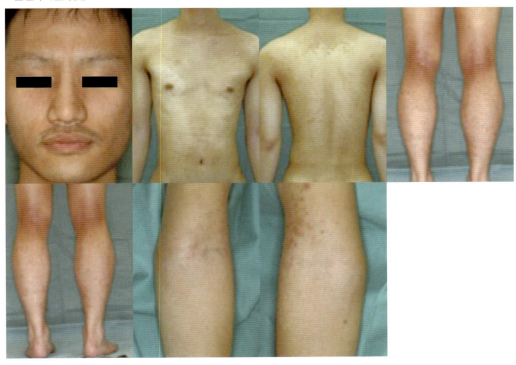

4回目（5週間後）

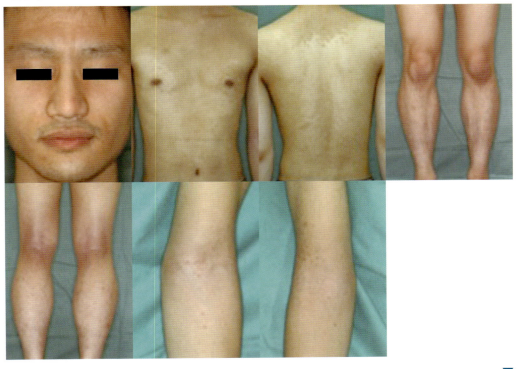

（図1つづき）

5回目（9週間後）

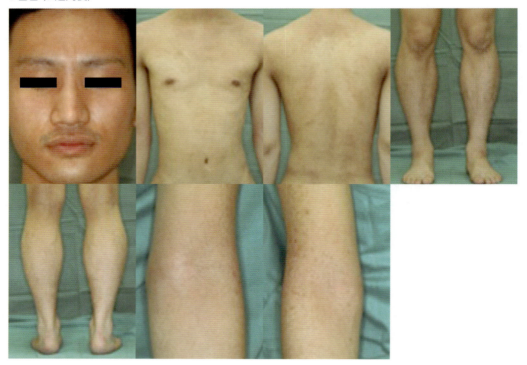

（図1つづき）

| 症例2 | 23歳，男性 |

受けていた治療：子どもの頃からアトピー性皮膚炎で，様々な治療を受けていた。直近の治療では内服薬はなく，顔にはプロトピック®軟膏の外用，体にはヘパリン類似物質（ヒルドイド®ソフト）とフルオシノニド（トプシム®）軟膏を混合した外用薬を使用していた。

当科での治療：顔にはプロトピック®軟膏を継続させ，体にはベタメタゾン酪酸エステルプロピオン酸エステル（アンテベート®）軟膏を混合することなく外用した。1週間後には顔の紅斑の改善は乏しかったが（図2），体のほうの紅斑はほぼ消失したため（図2），皮疹が残っている部位だけにアンテベート®軟膏の外用を継続して，寛解した。その後顔にもアンテベート®軟膏を外用し，寛解にもっていくことができた。

初診時

2回目（1週間後）

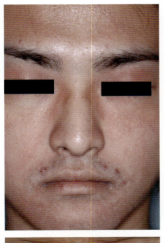
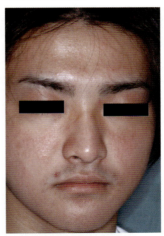
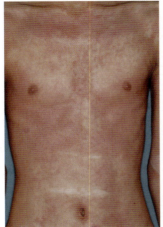
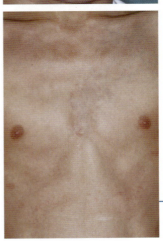

→図2 症例2
左図：初診時
右図：治療1週間後

症例3	54歳，男性

受けていた治療：子どもの頃からアトピー性皮膚炎で，様々な治療を受けていたとのことである。直近の治療ではフェキソフェナジン（アレグラ®）とセレスタミン®の内服とヒルドイド®ローションとヒルドイド®クリームを全身に外用し，その上から皮疹部位に詳細不明のステロイド外用薬をつけていた。

当科での治療：顔にはアンテベート®軟膏，体にはデルモベート®軟膏を1日2回多少べとつくぐらい外用した。治療開始1週間後にはかなり改善したが（図3），まだ軽い紅斑が残っている部位は，そのまま同じステロイド軟膏を外用させ，治療2週間後には体のほうは寛解状態となった。顔にはアンテベート®軟膏を使用したが，デルモベート®軟膏と比べ治療効果が悪く，寛解状態にもっていくのに3週間を要した。

初診時

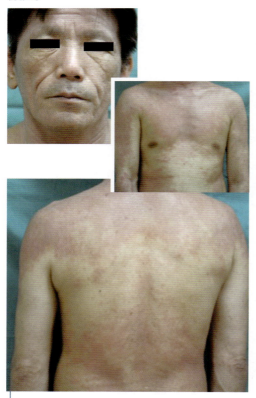

2回目（1週間後）

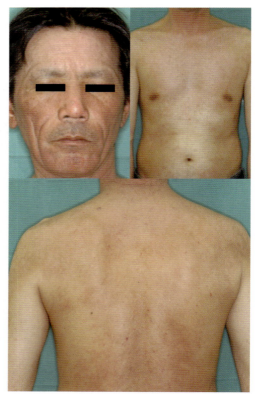

図3　症例3

症例4　38歳，女性

受けていた治療：子どもの頃からアトピー性皮膚炎があり，小児期にはステロイド軟膏で治療していたという．最近の治療は流動パラフィン（プラスチベース®）の外用とd-クロルフェニラミンマレイン酸塩（ポララミン®），ビオチン（ビタミンH），パンテチン（パントテン酸B_5）の内服を行っていた．

当科での治療：デルモベート®軟膏を，顔を含め皮疹部位だけに外用したところ，1週間後には痒みが軽減し，眠れるようになった．しかし炎症がある皮疹が一部残存していたので，そこだけに同じステロイドの外用を継続した．3週間後には色素沈着となり（図4），痒みも消失したため，その後はほぼ無治療で経過観察しているが，10カ月たっても，皮疹の再燃・増悪はない．

初診時

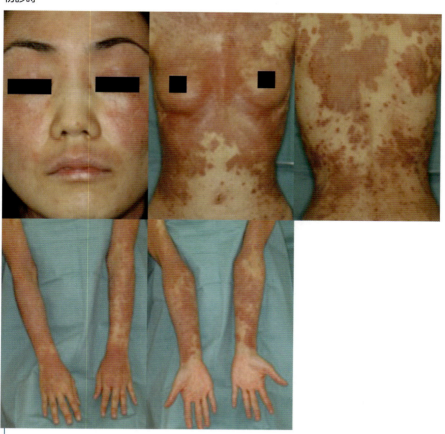

図4　症例4

2回目(1週間後)

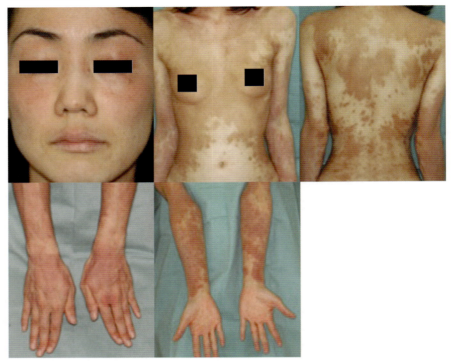

3回目(3週間後)

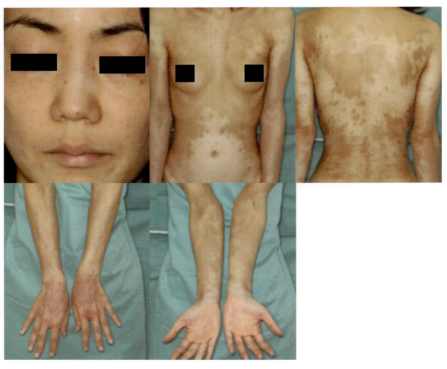

(図4つづき)

症例5	25歳，男性

受けていた治療：子どもの頃からアトピー性皮膚炎で，様々な治療を受けていた。直近の治療では漢方薬を内服していたが，外用薬は使用していなかったという。

当科での治療：デルモベート®軟膏を，顔を含め全身の皮疹がある部位だけに外用したところ，1週間後にはかなり軽快し（図5），眠れるようになったが，一部の皮疹は残存していたため，皮疹が残っている部位だけにデルモベート®軟膏をさらに1週間外用し，寛解した。

初診時

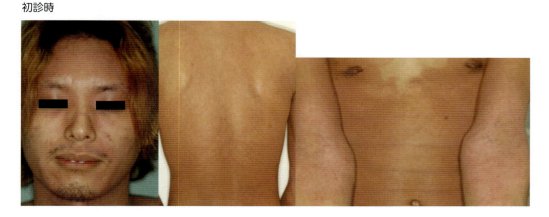

2回目（1週間後）

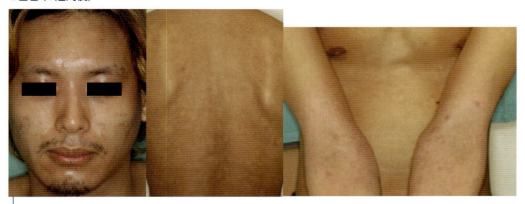

図5　症例5

| 症例6 | 23歳，男性 |

受けていた治療：子どもの頃からアトピー性皮膚炎で，様々な治療を受けていた。直近の治療では詳細不明の内服薬と，詳細不明の混合外用薬を使用していた。

当科での治療：デルモベート®軟膏を，顔を含め全身の皮疹部位だけに外用したところ，2週間後には軽快し（図6），眠れるようになった。一部に皮疹が残存していたため，そこの部位だけにさらに1週間外用を継続し，寛解した。

初診時

2回目（2週間後）

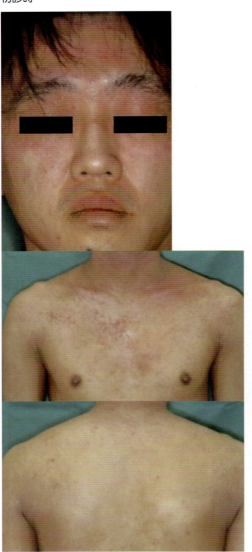
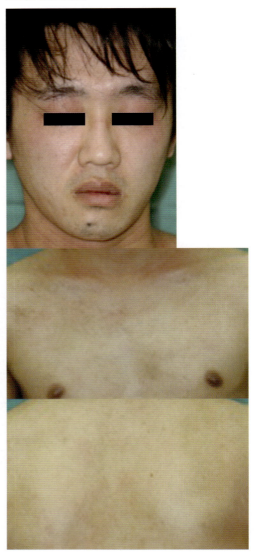

図6 症例6

| 症例7 | 18歳，女性 |

受けていた治療：子どもの頃からアトピー性皮膚炎で，様々な治療を受けていた。直近の治療ではモメタゾンフランカルボン酸エステル（フルメタ®）軟膏とラノコナゾールクリームを3：1に混合した外用薬を使用し，シクロスポリン，プレドニゾロン（プレドニン®）1mg，ミノサイクリン塩酸塩100mgの内服をしていた。この患者はシクロスポリンを5年も内服していたので，腎機能のチェックを行ったが，その時点では血液検査上，腎機能異常は認められなかった。

当科での治療：デルモベート®軟膏を皮疹がある部位に多少べとつくぐらい1日2回外用したところ，5日後にはかなり軽快し（図7），2週間で寛解した。その後，半年たっても再燃はない。

初診時

2回目（5日後）

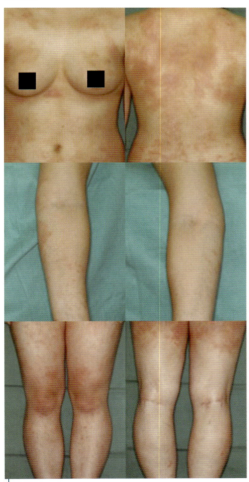
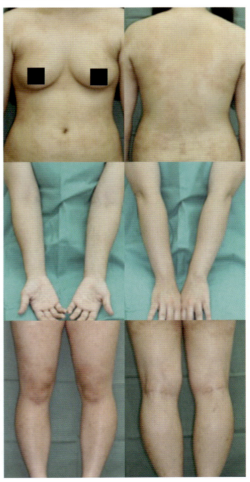

図7 症例7

Column

■ 症例7の治療の問題点

　シクロスポリンはアトピー性皮膚炎に有効であるが，その副作用や値段の高さのため，すべての国でアトピー性皮膚炎の治療に認可されているわけではない。シクロスポリンはスイスに本社があるノバルティスによって製造されているためか，欧州ではアトピー性皮膚炎の適用があるが，米国ではない。また，シクロスポリンは腎障害を起こすことが多いので，米国では1年以上，欧州では2年以上のシクロスポリンの連続投与は禁止されている。

　この症例ではステロイドと抗真菌薬との混合外用薬を使用していたが，抗真菌薬がアトピー性皮膚炎に有効とのエビデンスはない。また長期間内服されていた抗菌薬も，アトピー性皮膚炎に有効とのエビデンスはないし，不必要な抗菌薬の投与は耐性菌を誘導する。

症例8　1歳，男児

受けていた治療：生後間もなくアトピー性皮膚炎を発症し，近医でクロベタゾン酪酸エステル（キンダベート®）軟膏と白色ワセリンとヒルドイド®ソフトの混合剤を外用していたが，軽快しないため，当科を受診した。

当科での治療：当科ではデキサメタゾンプロピオン酸エステル（メサデルム®）軟膏の外用を行ったところ，5日後にはかなり軽快し（図8），皮疹が残っている部位だけにステロイドの外用を継続し，2週間後には寛解した。

症例9　1歳，男児

受けていた治療：生後間もなくアトピー性皮膚炎を発症し，米国在住だったため，米国の小児科でアトピー性皮膚炎と診断され，詳細不明の保湿剤を全身に塗り，その後ヒドロコルチゾン（コートリル®）軟膏を皮疹部に外用していた。しかし軽快しないばかりか，むしろ悪化してきため，帰国後当科を受診した。

当科での治療：メサデルム®軟膏を1週間皮疹部位だけに1日2回外用したところ，1週間後には治癒（図9）したので，治療を中止した。半年後，母親が何もしなくてよいのか心配して再受診したが，再燃はみられなかった。

初診時

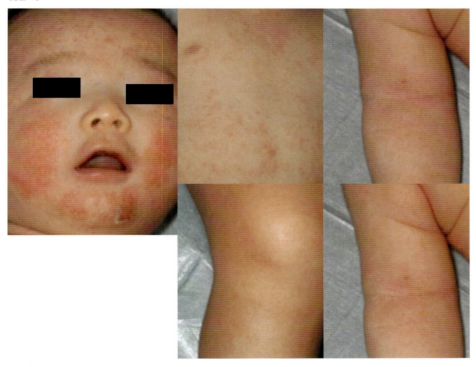

2回目（5日後）

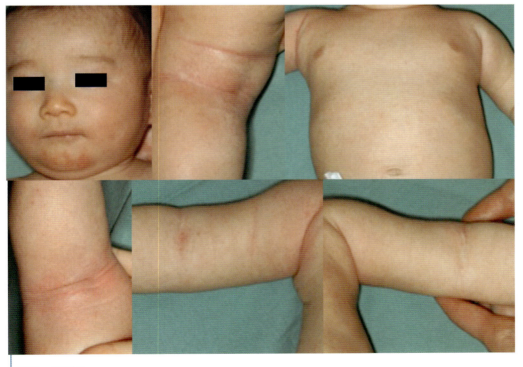

図8　症例8

初診時

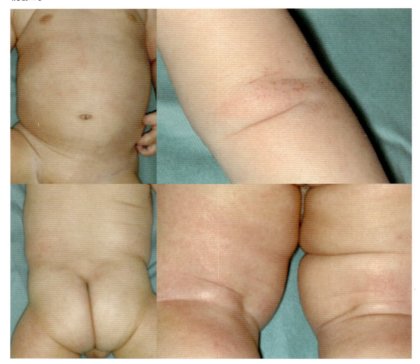

2回目（1週間後）

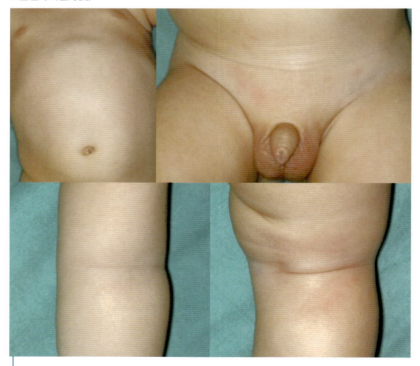

図9 症例9

| 症例10 | 39歳，男性 |

受けていた治療：子どもの頃からアトピー性皮膚炎があり，小児期にはステロイド軟膏で治療していた。一時良くなっていたが，20歳を過ぎてからまたアトピー性皮膚炎がひどくなり，直近の治療はロラタジン（クラリチン®）の内服と，顔にはプロピオン酸アルクロメタゾン（アルメタ®）軟膏，体にはメサデルム®軟膏とヘパリン類似物質の混合で治療を行っていた。

当科での治療：デルモベート®軟膏を，顔を含め皮疹部位だけに外用したところ，1週間後には顔の皮疹はほぼ消失したので，プロトピック®軟膏に変更した。体のほうも1週間後にはかなり軽快し，痒みもなくなり寝られるようになったが，一部で皮疹が残っている部位があったので，残っている皮疹部だけにデルモベート®軟膏を外用し，3週間後には寛解した（図10）。

初診時

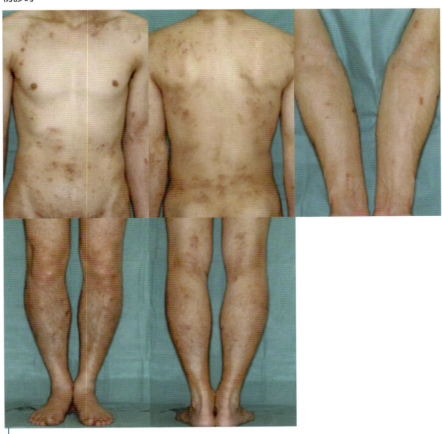

図10 症例10

2回目（1週間後）

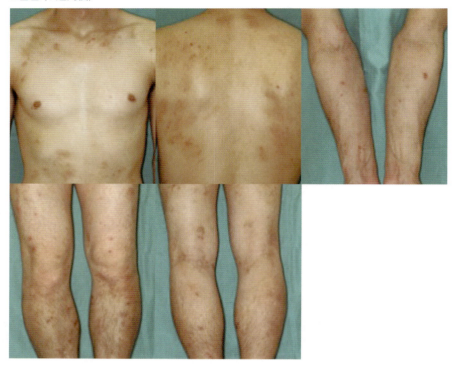

3回目（3週間後）

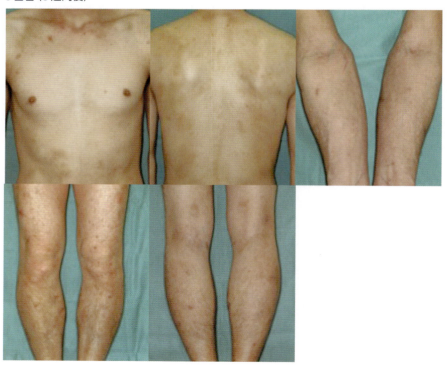

（図10つづき）

| 症例11 | 43歳，男性 |

受けていた治療：子どもの頃からアトピー性皮膚炎があり，小児期にはステロイド軟膏で治療していた。一時良くなっていたが，20歳を過ぎてからまたアトピー性皮膚炎がひどくなり，直近の治療ではプロトピック®軟膏を外用していたが，一部が掻破によりびらんしてきたので，びらん部位にはクロラムフェニコール・フラジオマイシン硫酸塩（クロマイ®-P）軟膏とナジフロキサシン（アクアチム®）軟膏の混合薬を外用していた。

当科での治療：すべての皮疹部位にアンテベート®軟膏を外用し，びらん面はかなり縮小したが，さらに皮疹だけにアンテベート®軟膏を外用させ，3週間後にはほぼ寛解したが（図11），一部に皮疹が残存する部位があったので，そこにはさらに1週間の外用を行った。

> **重要!!**
> - アトピー性皮膚炎であれば，びらん部位であっても抗菌薬の外用は不必要で，適切な強さのステロイド外用薬を使用すれば，すぐに良くなる。この症例ではアンテベート®軟膏を使用したため，寛解するのに時間がかかったことから，デルモベート®軟膏のほうが早く寛解にもっていくことが可能だと思われた。

初診時

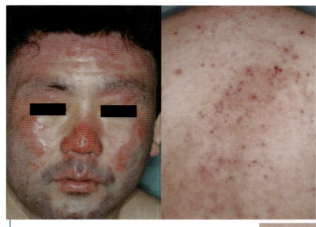
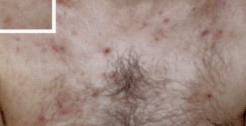

図11 症例11

2回目(1週間後)

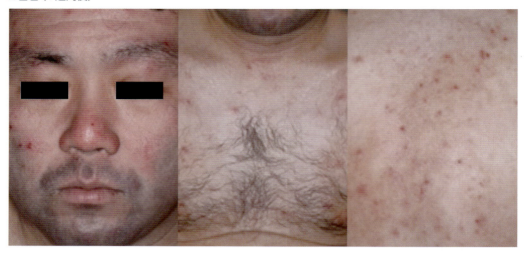

3回目(3週間後)

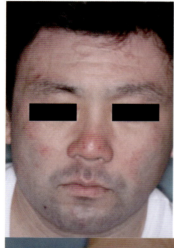

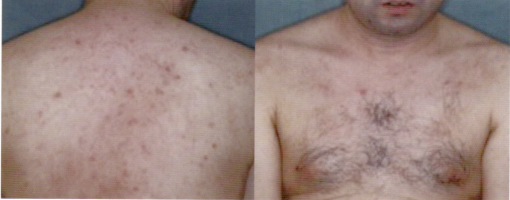

(図11つづき)

| 症例12 | 7歳，女児 |

受けていた治療：以前よりアトピー性皮膚炎があり，詳細不明の混合剤と詳細不明の内服薬を処方されていた。

当科での治療：顔にはプロトピック®軟膏，体にはアンテベート®軟膏を外用し，5日後には足首を除く皮疹はほぼ消失したので(図12)，外用を中止し，足首の苔癬化局面にはアンテベート®軟膏の外用をさらに1週間継続し，2週間後にはほぼ寛解となった。

初診時

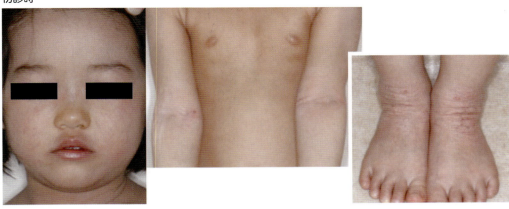

2回目（1週間後）

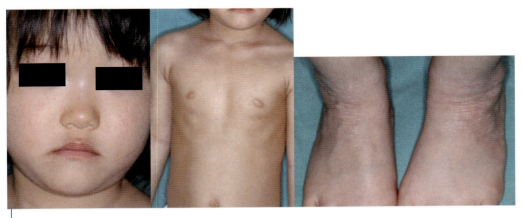

図12 症例12

症例13　22歳，男性

受けていた治療：子どもの頃からアトピー性皮膚炎があり，いろいろな病院で治療を受けていたが，軽快しないため，当科を受診．直近の治療ではエピナスチン塩酸塩（アレジオン®）の内服と詳細不明の混合剤を使用していた．

当科での治療：顔にはアンテベート®軟膏，体にはデルモベート®軟膏を外用した．1週間後には体のほうはほぼ寛解したが，顔のほうはまだ紅斑が残っているので（図13），さらにアンテベート®軟膏の外用を1週間行い，寛解状態となった．顔にも最初からデルモベート®軟膏を使用すれば，短期間の治療で済んだのではないかと思われる．

初診時　　　　　　　　1週間後

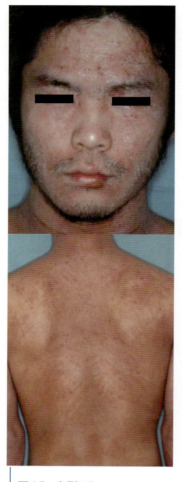 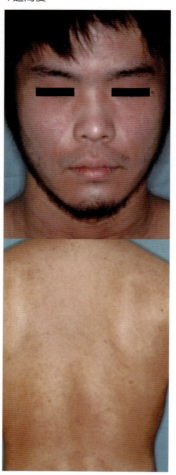

図13　症例13

| 症例14 | 20歳，男性 |

受けていた治療：子どもの頃からアトピー性皮膚炎があり，いろいろな病院で治療を受けていたが，軽快しないため，当科を受診。直近の治療では顔にはプロトピック®軟膏，体にはヒルドイド®ソフトとデプロドンプロピオン酸エステル（エクラー®）の混合剤を使用していたが，内服薬は使用していなかった。

当科での治療：デルモベート®軟膏を外用し，1週間後にはかなり軽快して（図14），痒みも消失し眠れるようになったが，皮疹が残っている部位にはさらに1週間デルモベート®軟膏の外用を継続し，ほぼ寛解した。

初診時

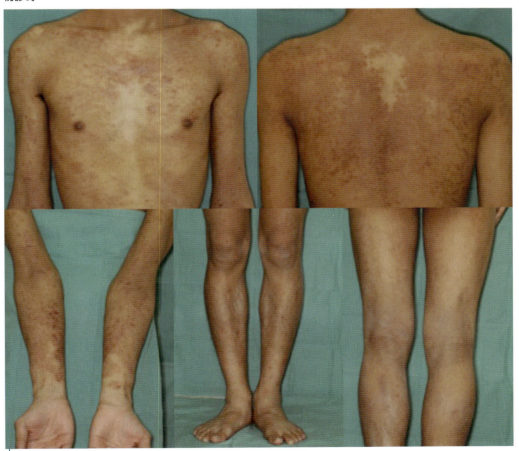

図14 症例14

2回目（1週間後）

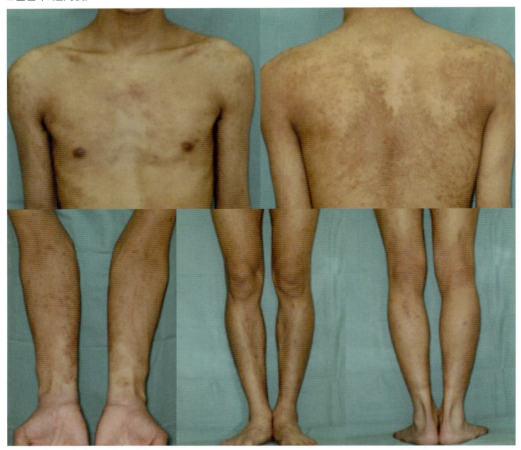

（図14つづき）

症例15　18歳，男性

受けていた治療：子どもの頃からアトピー性皮膚炎があり，いろいろな病院で治療を受けていたが，軽快しないため，当科を受診。直近の治療は保湿剤と詳細不明の外用剤を使用し，詳細不明の内服薬を処方されていた。

当科での治療：顔にはタクロリムス軟膏，体にはデルモベート®軟膏を外用し，1週間後にはかなり経過し（図15），痒みも消失し眠れるようになったが，皮疹が残っている部位にはさらに1週間デルモベート®軟膏の外用を継続し，寛解した。

初診時

2回目（1週間後）

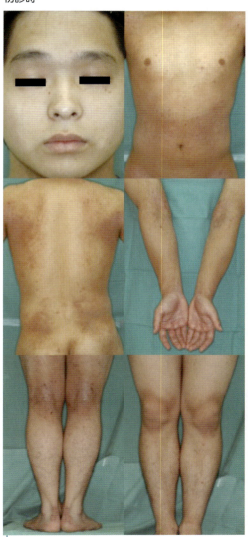
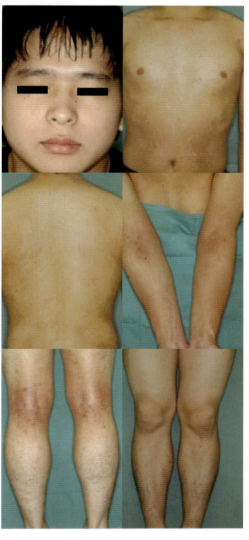

図15　症例15

症例16　16歳，女性

受けていた治療：子どもの頃からアトピー性皮膚炎があり治療を受けていたが，改善しないため当科を受診。最近は特に外用薬も内服薬も使用していない。

当科での治療：デルモベート®軟膏を外用し，1週間後にはほぼ寛解した（図16）。一部はまだ多少の痒みが残っている部位があったので，そこだけデルモベート®軟膏の外用を1週間継続させた。

初診時　　　　　　　　　2回目（1週間後）

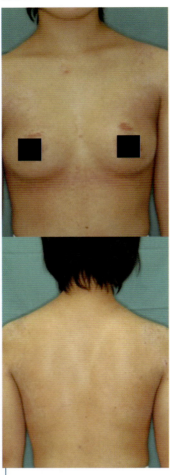
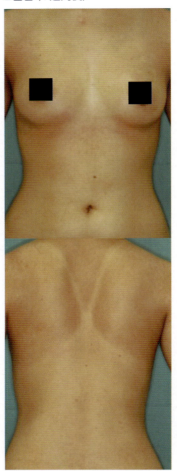

図16　症例16

| 症例17 | 24歳，女性 |

受けていた治療：子どもの頃からアトピー性皮膚炎があり，いろいろな病院で治療を受けている。いったん良くなったが，20歳過ぎた頃から再び悪化してきた。直近の治療ではヒルドイド®ソフトと詳細不明の外用薬，および詳細不明の内服薬の処方を受けていた。

当科での治療：デルモベート®軟膏を外用し，2週間経過し（図17），痒みも消失し眠れるようになったが，皮疹が残っている部位にはさらに1週間デルモベート®軟膏の外用を継続し，寛解した。

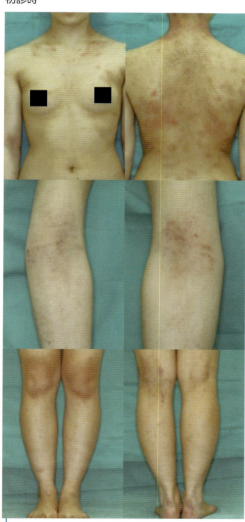
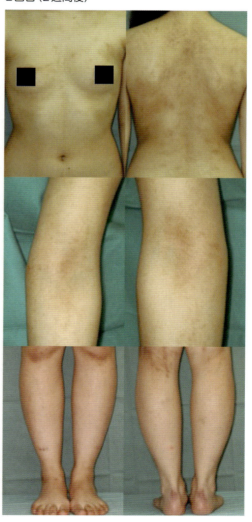

図17 症例17

| 症例18 | 29歳，男性 |

受けていた治療：子どもの頃からアトピー性皮膚炎があり，いろいろな病院で治療を受けていた。いったん良くなったが20歳を過ぎた頃から再び悪化してきた。直近の治療では症状がひどい部位はアンテベート®軟膏とヒルドイド®ソフトを混合した外用薬，症状が軽い部位はヒルドイド®と詳細不明のステロイドを混ぜた外用剤を処方されていた。顔にはクリンダマイシン（ダラシン®）ゲルを処方されていた。

当科での治療：顔のニキビにはダラシン®ゲルをそのまま継続使用させ，体にはニキビがある部位を除き，デルモベート®軟膏を外用し，2週間後にはかなり軽快し（図18），痒みも消失し眠れるようになったが，皮疹が残っている部位にはさらに1週間デルモベート®軟膏の外用を継続し，ほぼ寛解した。

初診時

2回目（2週間後）

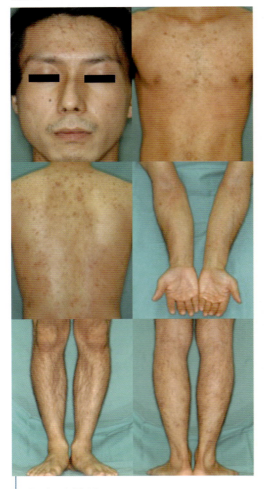
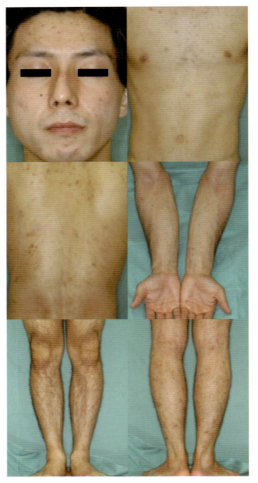

図18 症例18

症例19　45歳，男性

受けていた治療：子どもの頃からアトピー性皮膚炎があったという。最近また皮疹が悪化してきたので治療を受けている。直近の治療は顔にはヒドロコルチゾン酪酸エステル（ロコイド®）とアズレンスルホン酸ナトリウム水和物（アズノール®）との混合剤，体にはヒルドイド®ソフトとプレドニゾロン吉草酸エステル酢酸エステル（リドメックス®）軟膏と尿素含有外用薬との混合薬を全身につけるように指導されていた。

当科での治療：顔には前医で処方されている薬が残っていたので，そのまま外用を継続させ，体のほうにはデルモベート®軟膏を皮疹部位だけに外用し，2週間後には体はほぼ寛解状態となった（図19）。副作用として，背部には痤瘡様皮疹が数個みられたが，ステロイドの外用中止とともに軽快した。顔にも強力なステロイドを外用すれば，すぐに良くなったと反省している症例である。

初診時　　　　　　　　　　2回目（2週間後）

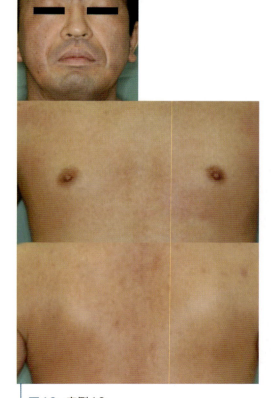 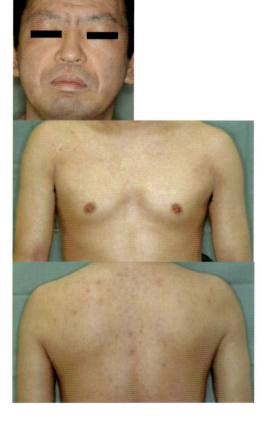

図19　症例19

症例20	20歳，男性

受けていた治療：子どもの頃からアトピー性皮膚炎があり，いろいろな病院で治療を受けていたが，軽快しないため，当科を受診。直近の治療は顔にはプロトピック®軟膏，体はヒルドイド®ソフトとエクラー®軟膏の混合薬の外用を行っていたが，内服薬はない。

当科での治療：顔にはプロトピック®軟膏をそのまま継続させ，体にはデルモベート®軟膏を外用し，1週間後にはかなり軽快し（図20），痒みも消失し眠れるようになったが，皮疹が残っている部位にはさらに1週間デルモベート®軟膏の外用を継続し，ほぼ寛解したが，顔はプロトピック®軟膏の外用を継続したため，改善は乏しかった。

初診時

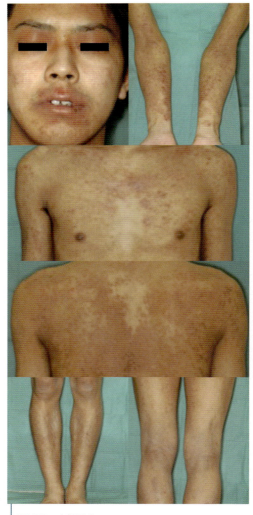

2回目（1週間後）

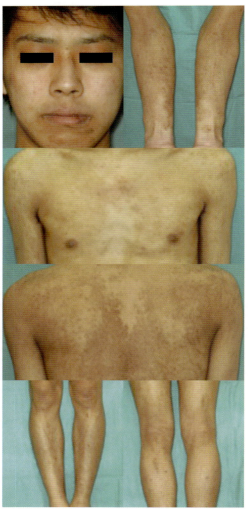

図20 症例20

| 症例21 | 30歳，男性 |

受けていた治療：子どもの頃からアトピー性皮膚炎があり，一時良くなったこともあるが，最近またひどくなった。いろいろな病院で治療を受けていたが，軽快しないため，当科を受診。直近の治療はベタメタゾン吉草酸エステル（リンデロン®-V）と亜鉛華軟膏（サトウザルベ）とヒルドイド®ソフトと白色ワセリンの混合外用剤を使用し，掻破痕にフシジン酸ナトリウム（フシジンレオ®）とアンテベート®軟膏を混合した外用薬を使用していたが，内服薬はなかった。

当科での治療：デルモベート®軟膏を外用し，1週間後にはかなり軽快し，眠れるようになった。皮疹が残っている部位があったので，皮疹が残っている部位だけにデルモベート®軟膏の外用を継続した結果，治療2週間後には，ほぼ寛解したが（図21），一部の皮疹は治療を継続した。

初診時

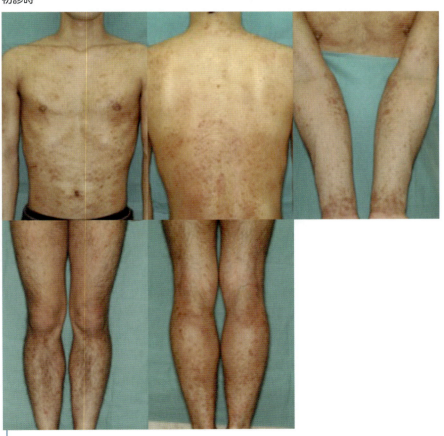

図21 症例21

2回目（1週間後）

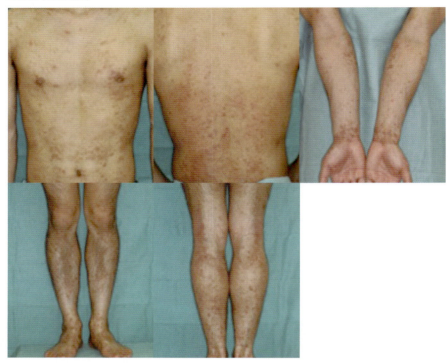

3回目（2週間後）

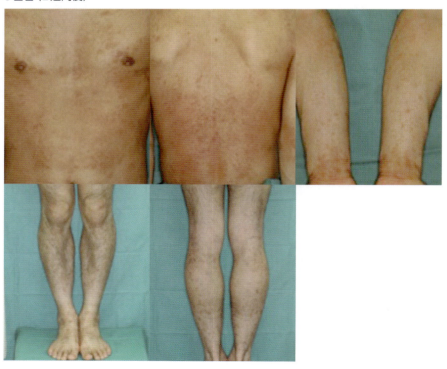

（図21つづき）

| 症例22 | 21歳，男性 |

受けていた治療：子どもの頃からアトピー性皮膚炎があり，いろいろな病院で治療を受けているが，軽快しないため，当科を受診。直近の治療は顔にはプロトピック®軟膏の外用，体にはジフルプレドナート（マイザー®）軟膏と親水ワセリンの混合外用剤，耳介にはベタメタゾン吉草酸エステル・ゲンタマイシン硫酸塩（リンデロン®-VG）軟膏の外用を行っていた。

当科での治療：顔にはプロトピック®軟膏の外用を継続させ，体にはデルモベート®を外用し，2週間後にはかなり軽快したため（図22），皮疹が残っている部位にだけさらに1週間デルモベート®軟膏の外用を継続し，体幹の皮疹はほぼ寛解した。顔の皮疹はプロトピック®軟膏の外用を継続していたため，改善はあまりみられなかった。

初診時

2回目（2週間後）

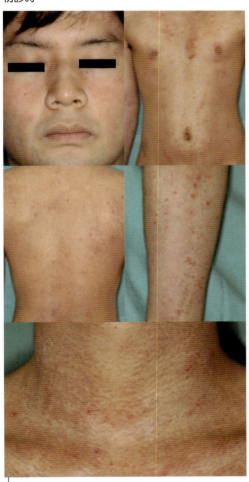
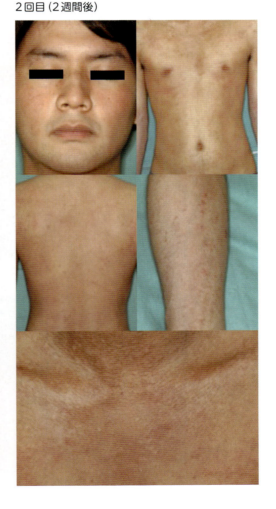

図22 症例22

症例23　54歳，女性

受けていた治療：子どもの頃にアトピー性皮膚炎があったか詳しく覚えていないが，その頃から肌が弱かったという。十数年ほど前より体幹に皮疹が生じ，徐々に全身に拡大した。近医でアトピー性皮膚炎と言われ，いろいろな皮膚科で治療を受けていたが軽快せず，当科を受診。直近の治療はワセリンの外用を全身に行い，びらんがある部位にはフルオシノロンアセトニド・フラジオマイシン硫酸塩（フルコート®F）軟膏やリンデロン®-VG軟膏の外用を行っていた。

当科での治療：顔にはアンテベート®軟膏をびらん面も含め外用し，体にはデルモベート®軟膏を全身に外用したところ，1週間後には体のほうは寛解状態となった（図23）。顔の皮疹もかなり軽快したが，まだ紅斑が残っていたため，アンテベート®軟膏の外用をさらに1週間行い，ほぼ寛解状態となった。顔にも最初からデルモベート®軟膏を外用すればよかったと反省している症例である。

初診時

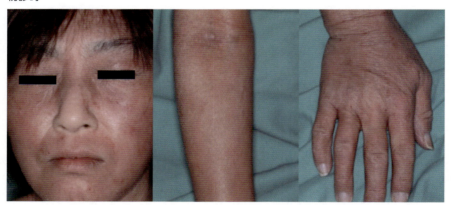

2回目（1週間後）

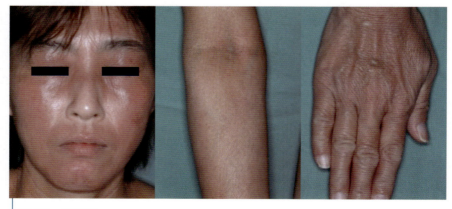

図23　症例23

症例24	60歳，女性

受けていた治療：子どもの頃にアトピー性皮膚炎があったかは詳しく覚えていない。20年ほど前より体幹に皮疹が生じ，徐々に全身に拡大したという．近医でアトピー性皮膚炎と言われ，治療を受けていたが軽快せず（図24），最近は顔の皮疹の悪化のため外出もできなくなった．直近の治療は保湿剤と詳細不明のステロイド外用薬をつけていた．びらんがある部位には抗菌薬（詳細不明）の外用を行っていた．

当科での治療：びらん面も含めデルモベート®軟膏を全身に外用したところ，1週間後にはかなり軽快し（図24），ほとんど痒みを感じなくなったが，苔癬化が残っている部位もあったため，そこだけにさらに1週間デルモベート®軟膏の外用を継続し，ほぼ寛解した．

初診時

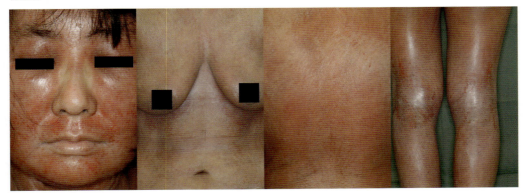

2回目（1週間後）

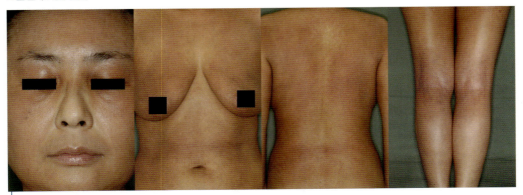

図24 症例24

④ 治療結果のまとめ

(a) 寛解導入までの期間とステロイド外用薬の量

治療開始後，2～3週間までに皮疹はほぼ全例が色素沈着となり，寛解導入までの平均期間は9±4日であった．また，寛解導入に要したステロイド外用薬の平均量は93±47gであった．治療開始当初は広範囲に皮疹が存在するため，大量のステロイド軟膏を外用するが，皮疹が良くなるにつれ，外用する面積が減少し，1日当たりのステロイドの外用量は急激に減少した．

(b) 再燃部位への治療

寛解後は再燃した部位にだけ，ステロイドを外用すれば，数日で皮疹はおさまり，ほとんどがほぼ無治療のままで寛解状態を維持できている．ただし1例は就職活動のため，汗をかく暑い時期に黒色のスーツで出かけることが多く，指示通りに外用することができず，またストレスもあり，3回ほど再燃を繰り返した．しかし秋には寛解状態となった．治療中に何らかの副作用が出現したのは5例で，いずれもステロイド誘発性の毛包炎であり，ステロイドの外用をやめることで5例とも自然に良くなった．

(c) 顔への治療

顔の皮疹に対しては，プロトピック®軟膏を使用した症例も多くあったが，プロトピック®軟膏で治療した症例はvery strongやstrongestのステロイドと比べ，治療効果が弱く，なかなか寛解に至らない症例もあった．また顔の皮疹が重症であった症例に対しては，最初の頃はvery strongのステロイドで治療していたが，strongestのステロイドより治療効果が落ちるため，寛解に時間を要した．

そのため顔の皮疹に対しても，重症であればstrongestクラスのステロイドを最初から使用したほうが良好な結果が得られることがわかった．炎症が治まり，掻かなくなれば，再燃はほとんどみられない．そのため2013年以降に受診した症例の多くは，重症であれば顔にも積極的にデルモベート®軟膏を使用し，早期に寛解にもっていくことができた．

■ 文 献

1) 武岡伸太郎，渡辺晋一，他：難治性アトピー性皮膚炎の寛解導入期における治療の検討．日皮会誌．2016；126(6)：1109-17.
2) 渡辺晋一：難治性アトピー性皮膚炎患者の治療からみえてきた我が国の皮膚科治療の問題点．皮膚臨床．2017；59：1517-26.

3章

アトピー性皮膚炎の治療

2 難治性アトピー性皮膚炎となった患者がそれまでに受けていた治療とその治療法に対する検証

　前項で述べたように，長期間複数の病院で治療を受けているのにもかかわらず軽快しなかったアトピー性皮膚炎患者が，2～3週間程度の治療で寛解し，その後は無治療か，一部の病変だけにステロイドの外用を行うだけですむことを多く経験した。このことから，"難治性アトピー性皮膚炎患者と思われていた患者は実はそうではなかった"ことが示された。つまり難治性となった原因は今まで受けていた治療（図1）が不適切であったためと考えられた。そこで難治性となった原因を探る目的で，当科を受診する前に受けていた治療を，できる限り詳細に患者から教えてもらった。

1 内服療法

　多くの患者が内服薬を処方されていた（図2）。内服薬の主なものは表1に示す通りであるが，抗ヒスタミン薬を内服していた患者が多かった。しかし強力なステロイド外用薬で治療すれば，抗ヒスタミン薬の内服をしなくても軽快することより，

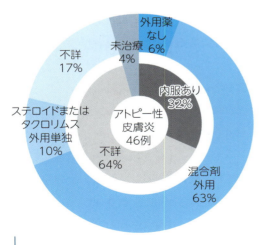

図1　当科を受診した難治性アトピー性皮膚炎患者が今までに受けていた治療の内訳

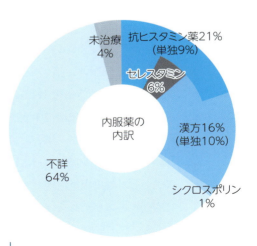

図2　当科を受診した難治性アトピー性皮膚炎患者が今までに処方されていた内服薬の内訳

表1 当科を受診するまでの内服薬

- 抗ヒスタミン薬
  - 多くの症例が抗ヒスタミン薬を内服していたが，いずれも効果がみられなかった
- 漢方薬
  - 多くの症例が漢方薬を内服していたが，いずれも効果がみられなかった
- 経口ステロイド
  - 投与量が少なかったせいか？ 効果がみられなかった
  - ステロイドの内服は副作用があるので，他に治療法がある場合は選択すべきではない
- シクロスポリン
  - たった1例であるが，効果がなかった
  - 腎障害の副作用があるため，米国では1年以上の連続投与を禁止
- ビタミン剤など
  - エビデンスはない

抗ヒスタミン薬にはアトピー性皮膚炎の治療効果がほとんどないことがわかった。また漢方薬も無効であった。一部の症例ではd-クロルフェニラミンマレイン酸塩・ベタメタゾン配合（セレスタミン®）やステロイドを内服していたが，症状の改善はあまり認められなかった。また1例はシクロスポリンを長期間内服していたが，無効であった（☞p94・図4左）。幸いこの患者には血液検査上シクロスポリン腎症はみられなかった。

以下にこれらの内服療法の検証を，米国と欧州の皮膚科学会におけるアトピー性皮膚炎のガイドラインに基づいて行う。

① アトピー性皮膚炎治療における抗ヒスタミン薬，抗アレルギー薬の役割

日本で痒み止めの効能が認められている薬には第1世代の抗ヒスタミン薬と，その副作用である眠気や緑内障，前立腺肥大などの副作用が少ない第2世代の抗ヒスタミン薬がある。そして第2世代の抗ヒスタミン薬を日本では抗アレルギー薬と呼んで，あたかもアレルギー疾患すべてに有用であるとの印象を患者だけでなく医師にも与えている。

しかしこれらの薬剤が効くのは，ヒスタミンが関与する蕁麻疹やアレルギー性鼻炎で，アトピー性皮膚炎や湿疹・皮膚炎の痒みに有効という明確な証拠はない。実際，欧州のアレルギー学会におけるアトピー性皮膚炎治療のガイドラインにはこれらの抗ヒスタミン薬は入っていないし，米国（表2）[1]と欧州の皮膚科学会（表3）[2]のアトピー性皮膚炎治療のガイドラインでも，抗ヒスタミン薬がアトピー性皮膚炎に有効とのエビデンスはほとんどない，あるいは乏しいと記載されている。また第1回東アジア皮膚科学会でEvidence-Based Dermatologyの大家であるHywel C. Williams教授による特別講演では，筆者の質問に対し，「抗ヒスタミン薬がアトピー性皮膚炎に有効であるとのエビデンスは乏しいし，自分の経験でもアトピー

表2　米国皮膚科学会のガイドラインに記載されている抗ヒスタミン薬の推奨度

- There is little evidence that sedating or nonsedating antihistamines are effective in relieving itch or urticarial symptoms associated with AD.
- For patients with significant sleep disruption due to itch, allergic dermatographism, or allergic rhinoconjunctivitis, sedating antihistamines may be useful. Many patients with AD also have accompanying allergic rhinoconjunctivitis, urticaria, and dermatographism and therefore may be benefited by the use of antihistamines.

（文献1より引用）

表3　欧州皮膚科学会のガイドラインに記載されている抗ヒスタミン薬の推奨度

- In general, antihistamines are safe to use, also for a long period of time, and the major advantage seems to be relief of the symptoms of co-morbidities such as allergic asthma, rhino-conjunctivitis, urticarial dermographism and urticaria. Topical antihistamines have no effect on itch beyond that their cooling vehicles.
- Summary of evidence-based data:
There are limited data for the antipruritic effect of antihistamine (H1-antagonists) in AE, and the effect of both first and second generation antihistamines on pruritus, in patients suffering from AE, is very limited.

Recommendations
There is not enough evidence to support the general use of both first and second generation antihistamine (H1-antagonists) for treatment of pruritus in AE (1b, A)

（文献2より引用）

性皮膚炎に有効との印象はない」との回答を得た。

　ただ，「ただし抗ヒスタミン薬がアトピー性皮膚炎に有効だったという論文[3]が1つあるが，それはアトピー性皮膚炎に伴う蕁麻疹やアレルギー性鼻炎をみたものであろう」とも述べていた。実際，「抗ヒスタミン薬がアトピー性皮膚炎に有効だったという論文[3]はアトピー性皮膚炎に伴う蕁麻疹やアレルギー性鼻炎をみたものであろう」との記載はFitzpatrickやRookといった世界的な皮膚科教科書にもある。

　また，その治験では[3]，治験を開始する前にステロイド外用薬を1週間使用して，それに反応しない症例に対して，抗ヒスタミン薬を投与して，抗ヒスタミン薬の有効性をみたものである。治験の前にステロイドの外用を行うのは，ステロイド外用薬に反応しないアトピー性皮膚炎患者を対象にして，抗ヒスタミン薬の上乗せ効果をみるための臨床試験ととらえることもできるが，治験の前にステロイドの外用を行うことによって，湿疹・皮膚炎の患者を減らし，蕁麻疹などの皮膚病変患者を増やすために行った介入ととらえることもできる。現に，その抗アレルギー薬のアトピー性皮膚炎に対する治療効果は，大学病院で行った治療成績ではプラセボと有意差がみられなかったという。後半になって1日に何人もの患者が治験に組み入れられ，それで有意差がついたと聞いている。しかしこの治験にエントリーされた患者に蕁麻疹患者が混ざっていなかったのかの検証は行われていない。

> **Column**
>
> ■ 日本の治験では，何らかの介入を行ってから治験が開始され，その結果で薬が認可されることがある
>
> 日本の治験では，比較試験を行う前に何らかの介入を行ってから，治験が開始されることがある。治験を行う前に介入試験をすると，たとえそれがプラセボであっても，その介入が治療成績に影響を及ぼす可能性があるため，その影響も検証しなければならない。つまり介入試験そのものにも，二重盲検比較試験を行わなければならないため，介入試験を行ってから治験を開始することは，海外では通常行われることはない。さらに製薬会社に有利な治療成績を得るために介入試験を行ったとみなされることもある。発売後に薬の併用効果やその薬が有効な対象を調べる目的などで介入試験を行うことはあるが，介入がある治療成績で新薬が認可されることは海外では原則ない。なぜならば，介入試験が治療成績に影響を及ぼさないことを証明しない限り，その治験成績を信用することができないからである。

さらに抗ヒスタミン薬はその種類によって脳内のH_1受容体の占拠率が異なることが知られている（図3）[4]。実際，第1世代の抗ヒスタミン薬は強い鎮静作用のため，眠気や，インペアード・パフォーマンスという認知機能の低下を引き起こす。そのため，米国の食品医薬品局（Food and Drug Administration：FDA）では第1世代の抗ヒスタミン薬を小児に投与してはいけないとの勧告を出している。しかし日本ではそのような勧告がなされていないため，第1世代の抗ヒスタミン薬が，何のためらいもなく小児に処方されている。

> **Column**
>
> ■ インペアード・パフォーマンス（impaired performance）とは
>
> 抗ヒスタミン薬（ヒスタミンH_1受容体拮抗薬）の副作用として，集中力や判断力，作業能率が低下することを，インペアード・パフォーマンスと言う。古い第1世代の抗ヒスタミン薬は，血液脳関門を通過しやすいため脳に作用し，学習や記憶，覚醒といった機能に影響するが，1980年以降に登場した第2世代の抗ヒスタミン薬は，効果だけでなくそうした副作用の点でも改良されている。しかし，第2世代の薬でも作用には幅があり，個々にはインペアード・パフォーマンスをきたすものもある。

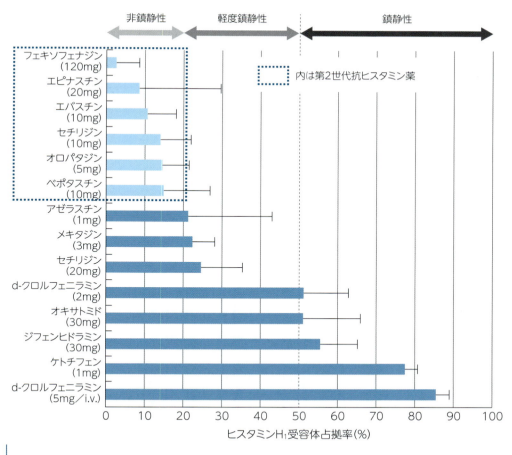

図3　PETからみた抗ヒスタミン薬の脳内H₁受容体占拠率　　　　（文献4より引用）

② ステロイドの内服

　抗ヒスタミン薬との合剤であるセレスタミン®やステロイドの内服を受けている患者が少なからずいた。しかしその投与量が少ない患者が多く、また投与量が多くても投与期間が短い患者だったため、アトピー性皮膚炎が改善した症例は1人もいなかった。

　確かに大量のステロイドを内服すれば、アトピー性皮膚炎は改善すると思われるが、ステロイドを内服すると、ステロイドは全身の諸臓器に行きわたり、糖尿病や骨粗鬆症などの全身的な副作用を引き起こす。しかしアトピー性皮膚炎は皮膚病なので、皮膚病変だけにステロイドを投与すればよい。

　皮膚病変だけにステロイドが効くようにした薬がステロイド外用薬なので、ステロイド外用薬はdrug delivery systemにかなった理想的な薬剤である。「デルモベート®軟膏を出すくらいであれば、ステロイドのパルス療法のほうがよい」と公言する医師がいるが、パルス療法は健常な内臓諸臓器にもステロイドを投与するこ

とになることを知らないのであろうか。

　かつて日本は，先進国の中で気管支喘息の死亡率が最も高かったが，世界から遅れること10年にして，ようやく日本でもステロイドの吸入療法が導入された。その結果，日本の気管支喘息の死亡率は激減し，先進国並みになった。つまり気管支喘息には，気道だけにステロイドを投与すればよいことが確かめられた。アトピー性皮膚炎でもステロイドの経口投与ではなく，皮疹部位だけにステロイドの外用をするのが，最も有効で安全な治療法である。

③ 漢方薬

(a) アトピー性皮膚炎患者に対する漢方薬の位置づけ

　今回の難治性アトピー性皮膚炎患者に処方された漢方薬の詳細は，患者からの問診だけではすべて明らかにすることはできなかった。そのため，漢方薬すべてが無効であったと断定することはできないかもしれない。しかし少なくとも筆者が診察した漢方薬を内服していた患者は，いずれも皮疹の改善はみられず，治療効果も認められなかった。そのため，これらの患者に投与されていた漢方薬は無効であると考えられた。そもそも今ある漢方薬は，二重盲検比較試験で有効性と安全性が確認されたものは筆者の知る限りなく，また欧米ではアトピー性皮膚炎の治療薬として認知されていない[5]。さらに最近は多くの漢方薬で重篤な副作用があることも報告されている。

(b) 漢方薬のエビデンス

　薬の有効性や安全性をみるためには，二重盲検比較試験を行わないと検証できないのは，今や世界の常識である。しかし漢方薬を信奉している人は，二重盲検比較試験は西洋医学の判断基準であって，漢方薬には当てはまらないという。では漢方薬の有効性と安全性はどのようにして判定するのか聞いてみたところ，個々の症例で異なるので，自分の経験でわかるという。この答えは古代中国では通用するかもしれないが，今の時代には通用しない。

　もともと西洋医学も東洋医学(中国医学やインド医学)も大昔は，病気の原因は火，水，空気などのバランスや星や原子などの動きなどに起因すると考えられ，植物や鉱物などを治療に用いていた。しかし近代科学の発展に伴い，一部の西洋医学が変貌し，科学的根拠に基づくようになり，現代医学となった。そのため数年後には，今は正しいとされている治療が，変わるかもしれないのである。つまり医学は証拠に基づいて刻々と変化するのが普通で，また進化しなければならない。それにもかかわらず，古いものが良いというのは，理解に苦しむ。東洋医学であろうが，西洋医学であろうが，証拠に基づいていない医療は，患者のためにはならない。た

とえ東洋医学であっても，その治療法の有効性と安全性は科学的根拠のもとに判定すべきである。

(c) 世界での漢方薬の位置づけ

中国では患者は病院を受診する前に代金を払わなければならず，代金を払わないと，診察を受けられない。そのため受診料を払えない人は，病院で治療を受けることはできないため，薬局で薬を買うことになる。薬局で買う薬の中では漢方薬は安いほうなので，受診料を払えない人は漢方薬を使うことが多い。

ところが日本では，処方薬は保険でカバーされるため，薬局で売っている薬より処方された漢方薬のほうが相対的に安価なので，使用されているのかもしれない。しかし処方薬は安価と言っても，その7割以上は公的保険で賄われているので，実際の薬の値段は高く，医療費高騰の原因にもなっている。しかも保険適用の漢方薬は医療者側の収入にもなるので，製薬会社や医師は儲かる仕組みになっている。そのため，漢方薬の保険適用を外そうとすると，その抵抗は激しく，様々なネガティブキャンペーンを強力に行う。このままでは日本の保険制度は早晩破綻してしまう。世界の漢方薬の9割は日本で消費されていて，残り1割は中国と韓国であることを忘れてはならない。

④ ビタミン剤

ビタミン剤がアトピー性皮膚炎に有効とのエビデンスはないし，ビタミン剤を内服している患者でアトピー性皮膚炎が改善した患者はいなかった。

⑤ シクロスポリン

(a) アトピー性皮膚炎に対するシクロスポリンの治療効果

シクロスポリンは日本や欧州ではアトピー性皮膚炎の治療の適用があるが，米国ではアトピー性皮膚炎の適用は認められていない。確かにシクロスポリンはアトピー性皮膚炎に有効であるとの論文はあるが，筆者のところに治療で訪れたアトピー性皮膚炎患者はシクロスポリンを長期間内服していたが無効であった（図4）。

またシクロスポリンは，特に痒みに有効であるとの講演を何回か聞かされた。そのせいか，痒みがひどい湿疹・皮膚炎で長期間シクロスポリンを投与されていた患者が2人来院した。良くならないということで，当科を受診したが，血液検査をしたところ，2人とも腎障害がみられ，シクロスポリン腎症と診断された。直ちにシクロスポリンの投与を中止し，クロベタゾールプロピオン酸エステル（デルモベート®）軟膏の外用を行ったところ，何年も悩んでいた湿疹は改善した。

シクロスポリンも投与量を増やせばアトピー性皮膚炎には有効と思われるが，問

初診時   2回目（5日後）

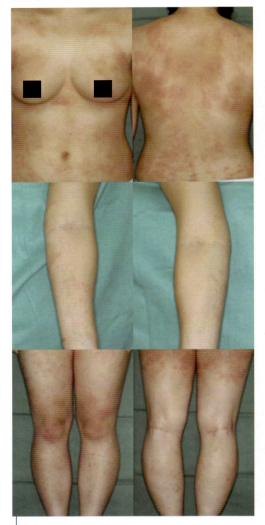 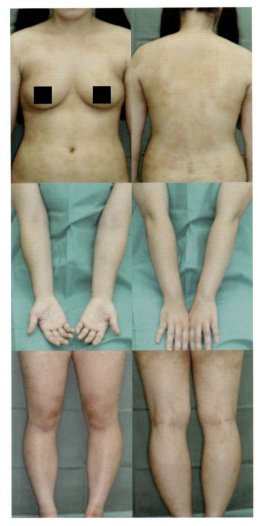

▶ **図4** シクロスポリンを5年間内服しても改善がみられなかったアトピー性皮膚炎患者
今まで処方されていた内服薬や外用薬を中止し，デルモベート®軟膏を皮疹がある部位に多少べとつくぐらい1日2回外用したところ，5日後にはかなり軽快し（図右），2週間で寛解した

題はその副作用である．よく知られた副作用は高血圧であるが，高血圧は血圧を測定すればすぐにわかり，また降圧剤の投与によりコントロールも可能である．しかし腎障害は別である．なぜならばシクロスポリン腎症は患者の自覚症状が乏しい上に，シクロスポリンを1年以上投与しないと症状が出てこないことが多いからである．

しかし，いったん腎障害が生じた場合の治療は，透析や腎移植しか選択肢がないことが多い．そのため欧米ではシクロスポリンの長期にわたる連続投与は禁止されている．実際にシクロスポリン投与1年後に腎生検をすると，血液検査で異常がみ

られなくても病理学的に尿細管異常がみられるという報告がある。

　欧州のアトピー性皮膚炎のガイドラインでも，「シクロスポリンは慢性に経過する成人の重症アトピー性皮膚炎における治療の選択肢になるが，副作用の点でその使用は非常に限られる」と記載されている[5]。またシクロスポリンの投与を中止するとすぐに再発するとも記載されている。しかし，日本では科学的根拠がないのにもかかわらず，very strongを超える強さのステロイド外用薬を使うくらいであれば，シクロスポリンの内服を行うという医師がいる。

(b) 日本の乾癬に対するシクロスポリン療法

　上記のように日本では世界でも稀なくらいシクロスポリンが皮膚疾患に使用されている。その最たるものが乾癬に対する治療である。アトピー性皮膚炎とは関係がないが，その問題点を以下に記載する。

1. 乾癬患者に対するシクロスポリン使用の問題点

　日本では重症の尋常性乾癬に対し，よくシクロスポリンが使用されているが，これらの患者をみていると，数年すると半数近くに腎障害がみられ，中には透析を受けなければならなくなった患者もいる。そのため米国の乾癬のガイドラインでは重症の乾癬に対しては，メトトレキサート（MTX）かアシトレチン（エトレチナートより半減期が短いため，世界中で乾癬に使用されている経口レチノイドである。半減期が長いエトレチナートを使用しているは日本だけである）を第一選択とし，これらが無効，あるいは副作用で使えない場合はシクロスポリンを使用してもよいことになっている（**表4**）[6]。つまりシクロスポリンを重症乾癬の第一選択薬で使用することはない。またシクロスポリンの副作用が問題になることから，米国では1年以上，欧州では2年以上の連続投与は禁止されている。しかし日本では乾癬に対する内服薬としてシクロスポリンが汎用されているため，本来，命に関わることが少ない乾癬患者に腎障害がみられている。

2. シクロスポリンに対する東南アジア諸国の評価

　久しぶりに乾癬学会に参加した。相変わらず，生物学的製剤が華やかで，今後さらなる生物学的製剤が上市されるという。MTXでコントロールが可能な重症乾癬患者がいるのにもかかわらず，生物学的製剤である。確かに生物学的製剤のおかげで，皮膚科の売り上げが伸び，病院でも肩身の狭い思いをしなくなった。しかしこれらの医療費の多くは税金で賄われている。毎年講義をしているバンコクの国立皮膚科研究所で，10数年ほど前に日本では乾癬にシクロスポリンを使用していると言ったら，さすが日本人は金持ちだとびっくりしていた。

　なぜならば1990年代に関節リウマチ（rheumatoid arthritis：RA）に対し，シクロスポリンを使うかMTXを使うかで，世界的な論争があり，副作用が少ない点

表4 米国皮膚科学会の乾癬に対するシクロスポリンの適用と使用法

- Indication：適用
    - Severe is defined by the FDA as extensive or disabling plaque psoriasis
    - 成人で，免疫不全がなく，重症で難治性の乾癬患者
    - Recalcitrant is defined by the FDA as those patients who have failed to respond to at least one systemic therapy or in patients for whom other systemic therapies are contraindicated, or cannot be tolerated
    - 少なくとも1つの全身療法（メトトレキサート，アシトレチンなど）の治療に反応しない患者→第一選択薬ではない
    - 副作用のため（メトトレキサート，アシトレチンなど）の治療ができない患者
- Duration of dosing：治療期間
    - Optimally used as interventional therapy ; may be repeated at intervals after a rest period US approval：1 y continuous treatment;non-US approval：2 y continuous treatment
    - 米国では1年以上，その他の国では2年以上の連続投与を避ける
- Long-term results：長期投与の問題点
    - Not recommended because of toxicities
    - 長期の使用を避ける
    - Rapid relapse after abrupt discontinuation of cyclosporine
    - シクロスポリンを急にやめると急激な再燃がみられる

（文献6より引用）

でMTXに軍配が上がり，海外ではシクロスポリンはほとんど使用されなくなったからである。重症乾癬に対しても同様で，海外ではMTXがアンカードラッグになっている。そのため東南アジアの皮膚科レジデントは乾癬にシクロスポリンを使用した経験はほとんどない。たまたまアラブ首長国連邦（UEA）から来ていた先生は，昔シクロスポリンを乾癬に使用したことがあるという。その先生から「確かにシクロスポリンは乾癬に有効であるが，やめるとすぐに再発する。その結果内服が長期に及び，腎障害などの副作用が出る。しかも値段が高い。どうして日本ではシクロスポリンを使うのか？」と質問されたことがある。では彼らは何を使うのかというとMTXで，副作用はほとんどないという。

3. シクロスポリンを使用し続けている日本の乾癬専門家

海外ではMTXを重症乾癬のアンカードラッグとして使用していることを，日本の乾癬のオピニオンリーダーに言うと，「日本人は特別で，肝臓が弱く，肝生検をしなければならないからMTXを使用できない」と言う。そこで，日本のリウマチの専門家に本当に日本人はMTXによる肝障害が多いのかを聞いた。日本でも世界から遅れること10年にして，日本リウマチ学会の申請によりRA患者にMTXが使用できるようになったからである。答えは，「MTXはほとんど肝障害がなく，肝生検はまったく必要がない」というものだった。「稀に間質性肺炎を起こすので，ときどき胸部X線を撮ったほうがよいが，MTXによる間質性肺炎はステロイドの内服

が奏効するので，心配することはほとんどない」と教えられた。

その後，別の皮膚科専門医からMTXはリンパ腫を引き起こすから，危険だという話を聞いた。確かにMTXの長期内服により，MTX関連リンパ増殖性疾患が生じることがあるが，MTXの投与を中止すると自然に良くなることが多い。またRAは健常人よりリンパ腫の発生が有意に高いことが知られている。

2 外用療法

当科を受診した難治性アトピー性皮膚炎患者がそれまでに処方された外用薬の内訳は図5の通りである。単剤を処方される患者もいたが，大部分は種々の薬との混合剤を処方されていた（表5）。難治性アトピー性皮膚炎患者が今までに受けていた外用療法は，①炎症を抑えることができない弱いステロイドの外用，②ステロイド外用薬を他の外用薬（スキンケア用品を含む）と混合して外用，③保湿剤を全身に使用してからステロイド外用薬を皮疹部位だけに外用，④保湿剤の外用，⑤抗真菌薬の外用，⑥抗菌薬の外用，⑦消毒薬の外用，⑧NSAIDsの外用などである（表6）。この中でも特に②〜④など海外では治療薬としてみなされていない（スキンケア用品として認められている）保湿剤を主に使用し，ステロイド外用薬をあまり行わないという減ステロイド療法が多くを占めていた。これらの治療はステロイド外用薬を少量しか使わないという点で，昔の脱ステロイド療法に近いものであるが，現在日本では全国規模でこのような治療が行われている。いずれにせよこれらの治療を行っても，改善がみられず難治性となっているアトピー性皮膚炎患者が多いことか

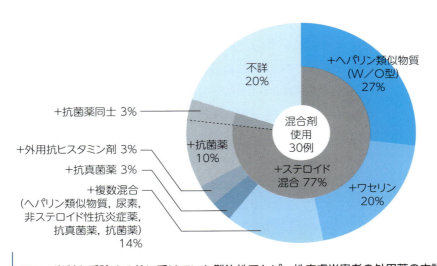

図5　当科を受診する前に受けていた難治性アトピー性皮膚炎患者の外用薬の内訳

表5 当科を受診するまでに処方された外用剤

- 単独使用
    - 保湿剤
    - 弱いステロイド（眼軟膏など）
    - タクロリムス（特に小児用タクロリムス）
- 混合薬使用
    - ヘパリン類似外用薬
    - ワセリン
    - 尿素軟膏
    - 抗真菌薬（ケトコナゾールなど）
    - 非ステロイド性抗炎症外用薬
    - 抗菌薬軟膏

表6 当科を受診するまでに受けていた外用療法

- 炎症を抑えることができない弱いステロイドの外用
- ステロイド外用薬をほかの外用薬（スキンケア用品を含む）と混合して外用
- 保湿剤を全身に使用してからステロイド外用薬を皮疹部位だけに外用
- 保湿剤の外用
- 抗真菌薬の外用
- 抗菌薬，消毒薬の外用
- NSAIDsの外用

ら，表6の外用療法はいずれも不適切治療であることがわかった。そこで，以下にその外用療法の検証を行う。

① 炎症を抑えることができない弱いステロイド外用薬を使用

　ステロイドの副作用が怖いからという理由で，弱いステロイドを使用する医師が多い。たとえばステロイド眼軟膏は眼病変（目の病変）に使用するきわめて弱いステロイド外用薬であるため，皮膚病変にはほとんど効果がない。さらにフラジオマイシンなどの抗菌薬との混合製剤であることがあり，フラジオマイシンは接触皮膚炎を起こすことが多い。それにもかかわらず，ステロイド眼軟膏が目の近くの皮膚病変に使用されている。

　また，顔にはヒドロコルチゾン酪酸エステル（ロコイド®）軟膏，小児にはクロベタゾン酪酸エステル（キンダベート®）軟膏とかアルクロメタゾンプロピオン酸エステル（アルメタ®）軟膏などの弱いステロイドを外用するという，ステロイド外用薬の使い方マニュアルがある。しかし，このマニュアルは皮膚病変を診断できない非皮膚科医に対するものである。皮膚病変を診断できるはずの皮膚科医が，マニュアル通りの治療をしていることがきわめて多いし，そのような教育が多くの大学病院

で行われている。

　確かにステロイド外用薬を健常皮膚に塗った場合，経皮吸収が部位によって異なることはよく知られた事実である（図6）[7]。しかしこのデータはあくまでも健常皮膚にステロイドを外用した場合の経皮吸収を調べたもので，皮膚病変に外用した場合の治療効果をみたものではない。治療の際に選択するステロイド外用薬の強さは，治療の対象となる皮疹の重症度によって決めるのが正しい治療法で，海外のガイドラインでもそのように記載されている。

　部位によってステロイド外用薬のランクを決めるマニュアルは，皮疹の重症度を判定できない非皮膚科医のためのものである。もし皮膚科医が先述のマニュアル通りの治療をしているのであれば，皮膚科医の存在意義を失うことになる。

　たとえば苔癬化が著明で，強い浸潤を伴う皮疹に対しては，それがたとえ顔面に生じたものであっても，強いステロイドの外用でよい（図7）。顔面に生じたからという理由でマニュアル通りに弱いステロイドを使用すると，良くならないため，結果としてステロイドを長期間使用することになる。弱いステロイド外用薬でも経皮吸収があるため，長期間使用すれば副作用のリスクがあることを忘れてはならない。

　さらにvery strongとstrongestの治療効果の差は我々が想像する以上に大きい（図8）。実際に苔癬化が高度の湿疹に対し，ベタメタゾン酪酸エステルプロピオン酸エステル（アンテベート®）軟膏を外用したところ，1週間後には正しい処方であるクロベタゾールプロピオン酸エステル（デルモベート®）軟膏外用部位はほぼ皮疹が消失していたが，アンテベート®外用部位では，皮疹は完全に抑えられておらず，

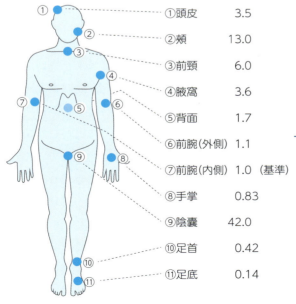

①頭皮	3.5
②頬	13.0
③前頸	6.0
④腋窩	3.6
⑤背面	1.7
⑥前腕（外側）	1.1
⑦前腕（内側）	1.0（基準）
⑧手掌	0.83
⑨陰囊	42.0
⑩足首	0.42
⑪足底	0.14

→図6　ヒトにおけるヒドロコルチゾンの部位別経皮吸収量

ヒトの前腕内側のステロイドの経皮吸収を1とした場合，その他の部位のステロイドの経皮吸収が何倍になるのかを調べたもの。この論文をもとに顔はステロイドの経皮吸収がよいので，弱いステロイドしか使用してはいけないという迷信が生まれた。ただし陰囊はそれより何倍もステロイドの経皮吸収が高いのに，平気で強いステロイド外用薬を使用する医師は多い

（文献7をもとに作成）

初診時　　　　　　　　2回目（1週間後）

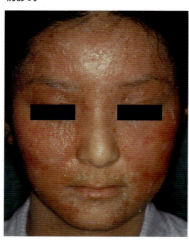 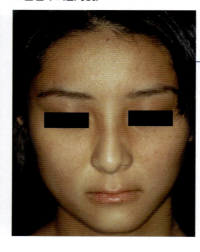

▶図7　顔面のアトピー性皮膚炎

アトピー性皮膚炎のため，近医で治療を受けていたが，軽快せず，最近は悪化し，会社にも行けなくなったため，当科を受診した（図左）。Very strongクラスのステロイドを外用したところ，1週間で軽快し（図右），化粧もできるようになり，会社にも行けるようになった

さらなる治療を要したことがある。

> **重要!!**
> - 使用するステロイド外用薬は皮疹の炎症症状を強力かつ十分に抑えることができるランクのステロイド外用薬を選択する。
> - 使用するステロイド外用薬の強さは，皮疹の重症度で決めるものであって，外用する部位で決めるべきではない。

② ステロイド外用薬を他の外用剤（スキンケア用品を含む）と混合して外用

（a）ステロイドを稀釈しても治療効果は同じ！？

　アトピー性皮膚炎の症状を抑えることができる強さのステロイド外用薬であっても，保湿剤などと混合するとステロイド外用薬を稀釈することになり，弱いステロイドを使用したことになる。しかしステロイドを稀釈しても治療効果は同じであるという講演を何回も聞いたことがある。特に問題なのは，皮膚科専門医取得のために日本皮膚科学会が主催している講習会でも同様の講演をしていることである。

　ステロイドを稀釈しても同じであるとする根拠は，いずれも動物実験でのステロイドの経皮吸収をみたもので[8]，ヒトの湿疹・皮膚炎に対する治療効果をみたものではない。つまりマウスやラットの皮膚の角質細胞はヒトと違い1～2層しか存在せず，さらにステロイドを吸収する単位面積あたりの毛包・脂腺の数は非常に多い。そのためステロイドを5倍に稀釈しても，ステロイドの経皮吸収はあまり変わらないかもしれない。しかし，それをもってヒトの皮膚疾患に対しても治療効果が変わらないと主張するのは，明らかに読者をmisleadするものである（表7）。「マウス

初診時

2回目（1週間後）

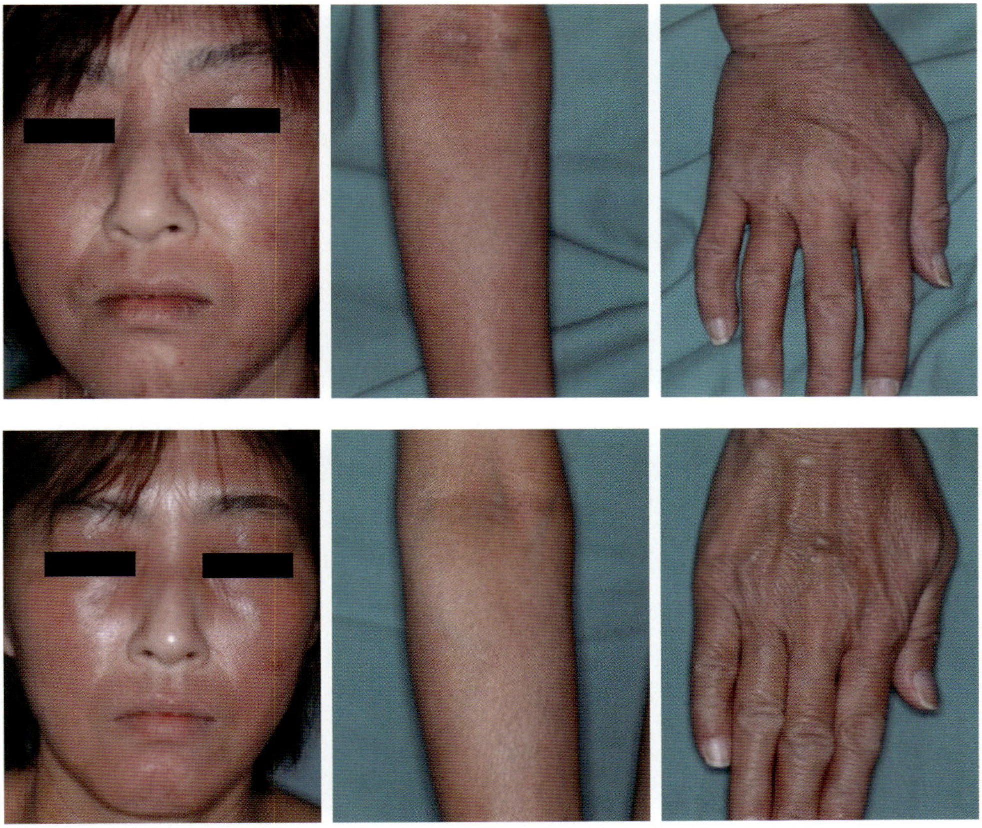

図8 近医でアトピー性皮膚炎ということで治療されていたが軽快せず，ひどくなったため当科を受診した患者

難治性となったこの患者に顔にはアンテベート®軟膏をびらん面も含め外用し，体にはデルモベート®軟膏を全身に外用したところ，1週間後には体のほうは寛解状態となった。しかし顔の皮疹は，まだ紅斑が残っていたため，さらに1週間アンテベート®軟膏の外用を続けなければならなかった。顔にも最初からデルモベート®軟膏を外用すればよかったと反省している症例である

表7 ステロイド外用薬を保湿剤で混合（薄める）しても同じ！？

- 軟膏とクリームの混合
    - 基剤が異なると均一に混ざらない
- 動物実験とヒトでは結果が異なる
    - 皮膚の厚さ，毛包の数は異なり，マウスは人に比べて経皮吸収は著しく高い
- ステロイドの吸収に有意差がない≠治療効果が同じ
- 動物実験結果はエビデンスにならない
    - EBMは動物実験より類推した論理や権威者の意見により左右されることを回避するために，提唱されたもの
- ステロイド軟膏は保湿剤として使用されているワセリンにステロイドを溶かしたものである

やラットの皮膚における経皮吸収」を，「ヒトの皮膚疾患の治療効果」にすり替えてはいけない．

さらにステロイドを稀釈しても治療効果は変わらないと主張しているグループは，皮膚疾患ではなく，正常のヒト皮膚に対する血管収縮能を指標としたデータをもって，ステロイドを保湿剤で稀釈してもあまり変わらないと，数多くの講演会で繰り返し述べている．そして同様の記載が保湿剤メーカーのパンフレットやホームページでもみられる．ヒト皮膚の血管収縮能はステロイドの安全性をみるための1つの指標で，皮膚疾患の治療効果をみたものではない．このようにステロイドを稀釈しても治療効果は変わらないと主張している人は，非臨床実験データを治療効果に置き換えて，保湿剤でステロイドを稀釈するように聴衆や読者を誘導している．

しかし筆者は前項で示しているように，保湿剤で稀釈したステロイド外用剤で治療を受けているアトピー性皮膚炎患者を多くみているが，中等症以上の湿疹・皮膚炎（アトピー性皮膚炎を含む）はいずれも軽快せず，難治となっていた．

さらにこのような難治性となったアトピー性皮膚炎患者を，ステロイドを稀釈しないで使用すると，湿疹・皮膚炎病変はすぐに良くなる．理論や動物実験に基づいた医療から脱却して，実際の治療効果に基づいた医療を実践するのがEBMである．医療者はEBMに基づいた治療を行うべきである．

(b) 今あるステロイド外用薬は臨床試験を経てから認可されている

そもそも今あるステロイド外用薬は，先発品であれば，カラゲニン足蹠浮腫試験，カラゲニン肉芽嚢試験，濾紙植え込みによる肉芽腫抑制試験，クロトン油耳浮腫試験，血管透過性試験，PCA (passive cutaneous anaphylaxis) 反応試験，遅延型アレルギー反応試験などの動物実験でステロイド外用薬の薬理作用を調べ，さらに健康成人を対象としたヒト皮膚の血管収縮試験，薬剤除去後の皮膚蒼白化の観察，健康成人に外用した場合の血中濃度などでヒトに対する安全性を調べている．その上で実際の皮膚疾患に対し第Ⅱ相，第Ⅲ相臨床試験が行われ，そこで有効性と安全性が確かめられたものだけが製品化されている．そして第Ⅱ相臨床試験では，ステロイドの至適濃度を決めるために，いくつかの稀釈濃度のステロイド外用薬を用い，実際の皮膚疾患に対する臨床試験が行われ，最も適した濃度のステロイド外用薬が選択されている．特にステロイド軟膏は保湿剤として使用されているワセリンにステロイドを溶解したものが多いので，保湿作用を有する治療薬である（表8）．

それにもかかわらずステロイド外用薬をさらに保湿剤で稀釈し，稀釈しても治療効果は同じだとする主張は，医学教育を受けている人の意見とは思われない．実際，保湿剤で稀釈しても治療効果が変わらないと主張している病院で，長期間治療を受けていたアトピー性皮膚炎患者がいた．なかなか良くならないために当科を受診し

表8 現在市販されているステロイド外用薬の先発品（2019年4月現在）

- 動物を用いた臨床薬理試験：
  カラゲニン足蹠浮腫試験，カラゲニン肉芽嚢試験，濾紙植え込みによる肉芽腫抑制試験，クロトン油耳浮腫試験，血管透過性試験，PCA（passive cutaneous anaphylaxis）反応試験，遅延型アレルギー反応試験など
- PhaseⅠ（健康成人を対象とした臨床薬理試験）：
  ヒト血管収縮試験，薬剤除去後の皮膚蒼白化の観察，健康成人に外用した場合の血中濃度など
- PhaseⅡ試験：
  実際の皮膚疾患の治療に使用され，至適濃度設定に関する臨床試験が行われる
  →稀釈すると治療効果が落ちることは，製品化される前に湿疹・皮膚炎などに対する臨床試験で証明済みである
- PhaseⅢ試験：
  実際の皮膚疾患に対しプラセボあるいは対照薬との比較試験を行い，そこで有効性と安全性が確かめる

たが，ステロイド外用薬を稀釈せずに，単剤で治療したところ，たった1週間で良くなった。

(c) ステロイドの皮膚局所の副作用はステロイドを稀釈してもあまり変わらないかもしれない

ただしステロイドを保湿剤と稀釈しても，動物実験では経皮吸収が変わらず，健常人の皮膚を用いた血管収縮能もあまり変わらないことから，ステロイドを稀釈しても皮膚に及ぼす局所の副作用はあまり変わらないかもしれない。しかし稀釈したステロイドと稀釈していないステロイドをアトピー性皮膚炎に使用すると，稀釈しないステロイドを使用したほうが，はるかに短期間でアトピー性皮膚炎は改善する。一方でステロイドを稀釈すると，なかなかアトピー性皮膚炎が良くならないため，ステロイドの外用が長期に及ぶことになる。その結果，稀釈したステロイドを使用したほうが，ステロイドの局所の副作用が出てくる可能性が高い。実際，ステロイド外用薬による毛細血管拡張や皮膚の萎縮など皮膚局所の副作用は，ステロイドの外用を長期間行っていると生じるからである。

つまりステロイドを稀釈すると，治療効果が落ちるばかりでなく，ステロイドの副作用はあまり変わらないため，皮膚局所の副作用が目立つようになると考えられる。実際長期にわたってステロイドを保湿剤の外用後に重層して使用している患者では，ステロイドが稀釈されているためになかなか良くならないので治療が長期に及び，その結果皮膚の萎縮や毛細血管拡張がみられることが多い。

> **重要!!**
> ・ステロイド外用薬を稀釈すると治療効果は落ちるが，皮膚局所の副作用は変わらないかもしれない。

(d)「異なる外用薬を混ぜた自家製剤」と「同じ基剤に2種類の薬が混ざっている混合製剤」は異なる

　また日本では調剤料を稼ぐためか，種々の外用薬を混合し，自家製剤として使用している医師が多い。しかし外用薬は製品によって基剤が異なるため，混ぜ合わせても均一にはならない。特に日本でのみ汎用されているヘパリン類似物質外用薬はそのべとつき感が嫌われるせいか，「○○ソフト軟膏」といった商品名になっている。しかし，実際はクリーム基剤である。ステロイド軟膏は油脂性の基剤であるが，クリームは水を含んでいるため，水と油ではうまく混ざらない。つまり同じ基剤からなる混合製剤の場合は，その混合製剤の有効性と安全性が検証されてから，製品として発売されている。しかし異なる基剤からなる外用薬を混合した場合の臨床効果と安全性は検証されていない。つまり異なる製剤を混合した自家製剤は，製薬会社で作成された同じ基剤からなる混合製剤とは異なることをよく認識するべきである(表9)。

　学会などでよく聞かされるが，製品によっては異なる外用薬を混ぜても変わらないとするデータは，動物の皮膚を用いた実験や，試験管内レベルの実験で得られた非臨床試験データである。実際のヒト皮膚疾患に使用した臨床データではないことをよく認識しておかなければならない。

> **重要!!**
> ・異なる外用薬を混合して使用するべきではない。

表9　混合製剤と異なる外用薬の混合は別物

- 混合製剤
  - 異なる薬剤が同じ基剤に含まれている
  - 化学的に安定にするための工夫が基剤になされている
- 異なる外用薬の混合（自家製剤）
  - 基剤が異なるので，混合すると治療効果が異なる
  - 軟膏とクリームを混合することは，水と油を混ぜるようなものである
  - 同じ軟膏基剤であっても外用薬が異なれば，基剤は異なる

市販の外用薬は主剤の薬効が適切に発揮されるような基剤が開発され，製品化される

Column

■ 日本のジェネリック外用薬の問題点

　日本のジェネリック薬は，先発品と同じ成分の薬剤が入っているが，基剤は先発品とは異なることが多い。基剤が異なれば，皮膚病変に対する治療効果や副作用も異なる可能性が高い。そのため米国ではジェネリック薬でも臨床試験が行われ，有効性と安全性が検証されている。

　ところが日本のジェネリック薬は臨床試験を行わなくても認可されるため，実際の有効性と安全性が先発品と同じであるかどうかわからないことが多い。さらに治験をしていないのにもかかわらず日本のジェネリック薬は値段が高い。特に外用薬は基剤によって，有効性や安全性が異なることはよく知られている。たとえば同じ抗真菌薬の成分が入っている軟膏，クリーム，液剤を使ったことがある医師であれば，それぞれ，かぶれなどの頻度が異なることを知っているはずである。

重要!!
- ジェネリック薬は先発品と同じ有効性と安全性を有しているとは限らない。

③ 保湿剤を全身に使用してからステロイド外用薬を皮疹部位だけに外用

　保湿剤を全身に塗ってからステロイド外用薬を皮疹部位だけに塗るように指導されている患者が非常に多い。今までの皮膚科教科書に記載されていなかったこのような治療が，なぜ日本各地で行われるようになったのか不思議に思ったところ，日本各地でこのような治療を行ったほうがよいという講演が行われていることがわかった。

　しかし，保湿剤を全身に塗ってからステロイド外用薬を皮疹部位だけに塗ったほうが，ステロイド外用薬を皮疹部位だけに塗るよりは，治療効果も高く，安全性も優れているとの客観的な治療成績は一度も示されていない。そのため保湿剤をつけてから皮疹部にステロイドを外用する治療がよいというのは，このような講演を行っている演者の個人的見解である。実際筆者はこのような治療を受けているのにもかかわらず，軽快しない患者をたくさんみているし，むしろ重症化したアトピー性皮膚炎患者が多い。

　常識を働かせればわかることであるが，保湿剤を先に塗るとステロイドの経皮吸収が抑えられるため，ステロイド外用薬の治療効果が落ちる。そのためなかなか良くならないので，結局ステロイドを長期間外用することになる。さらにこのような治療を一生懸命行っている患者では，皮疹のない健常な皮膚が萎縮し，毛細血管拡

張がみられることが多い。なぜならば汎用されている保湿剤はクリーム基剤のことが多いので，水を含有している。保湿剤を全身に外用したあとに軟膏基剤のステロイドを外用すると，油が水の上を拡散して，たとえ皮疹部位だけにステロイドを外用しても，ステロイドが周りの健常皮膚にも拡散する。そのため健常皮膚にもステロイドを外用したことになる。つまり保湿剤を先に外用すると，ステロイドの経皮吸収が抑えられ，治療効果が落ちるばかりでなく，皮疹部以外の健常皮膚にもステロイドを外用したことになってしまう。つまりこのような治療はメリットがなく，むしろ皮膚の萎縮などの副作用が多い（**表10**）。

実際に米国皮膚科学会のアトピー性皮膚炎患者向けのインターネット掲示板でも（**表11**）[9]，治療薬は皮膚の洗浄後に，湿り気がなくなってから直接皮膚につけると記載してある。保湿剤はスキンケア用品で，治療薬ではない。

以上のような，日本でよく行われているステロイド外用薬の間違った使い方には，**表12**のようなものがある。

重要!!
- 治療薬は直接皮膚に塗る。

④ 保湿剤の外用

(a) 保湿剤とは

保湿剤の用途は乾燥肌や脂性肌（ニキビ肌）を防ぐためのもので，海外ではサンスクリーン剤などと同じスキンケア用品として扱われることが多い。しかし日本では一部の保湿剤は治療薬となっている。そのせいか当科には「ヘパリン類似物質外用薬を1日7回全身に外用すれば湿疹が良くなると指導されたが，ちっとも良くならない」と言って来院した高齢の患者がいた。患者は「1日に7回も全身に薬をつけることはできません。良くなればよいが，良くならないにもかかわらず，1日7回も全身に薬をつけさせるのは拷問と同じです」とこぼしていた。この患者はステロイド外用薬をたった1週間，1日2回外用するだけで治癒したが，これに類する治療を受けているアトピー性皮膚炎患者は少なくない。そこで保湿剤とは何かを海外の文献に基づいて述べることにする。

(b) 保湿剤の用途

保湿剤は英語ではmoisturizerとかemollientと呼ばれる。moisturizerは皮膚に水分を与え，皮膚に潤いを持たせるもので，通常ローションか水を多く含むクリームである。emollientは皮膚の軟化薬，柔軟剤と訳され，皮膚に潤いと柔軟性を与えるもので，軟膏が基本であるが，肌のべとつきを嫌がる患者もいるため，水分含

表10 保湿剤を全身に使用してから，皮疹部位にステロイドを外用！？

- 保湿剤で皮疹が覆われるためステロイドの経皮吸収が抑制される
  - ステロイドの治療効果が落ちる
  - 治療が長期に及ぶ
- 保湿剤を全身に塗ってからステロイドを外用すると，ステロイドを患部だけに塗ってもステロイドが保湿剤の上を拡散し，健常皮膚にもステロイドを塗ったことになる
  - 健常皮膚の萎縮や毛細血管拡張などの副作用がみられる

表11 米国皮膚科学会によるアトピー患者治療のヒント

Eczema tips to help children feel better
SCHAUMBURG, Ill. (Dec. 11, 2012) —Most children's atopic dermatitis, often called eczema, does not have a clear cause, such as an allergy, dermatologists say most eczema will improve with good skin care. Research shows that by treating the eczema, the better the skin can function.

If your child has medicine that you apply to the skin, apply medicine when your child's skin is almost dry and use the medicine as directed.

外用薬を使用する場合は，皮膚がほぼ乾燥してから，医薬品を直接皮膚に外用する

（文献9より引用）

表12 日本のアトピー性皮膚炎に対するステロイド外用薬の間違った使い方

- 炎症を抑えることができない弱いランクのステロイドを使用
  - 具体例：目の近くの皮膚炎にはステロイド眼軟膏（眼軟膏は眼疾患に使用する非常に弱いステロイド外用薬）
  - マニュアル通りの使用
- ステロイド外用薬を保湿剤または他の外用薬と混合
  - ステロイドの濃度が下がり，治療効果が落ちる
  - 軟膏基剤のステロイド外用薬をクリーム基剤の保湿剤で混合（薄める）
- 保湿剤をステロイドの外用前に使用
  - 保湿剤を全身に使用してから，患部にステロイドを外用する

有量が少ないクリームもemollientと呼ばれることもある。

　保湿剤の用途は乾燥肌と脂性肌（ニキビ肌）に対するもので，前者にはemollientが使用され，後者にはmoisturizerが使用される。emollientとmoisturizerという言葉は混同されて使用されることもあるが，ニキビ治療の世界的な権威であるGollnick教授は両者を明確に区別すべきであると述べている。実際に海外の皮膚科のガイドラインでは，両者の使い分けがなされていることが多いので，本書では以上のような使い分けにしたがって解説する（表13）。

　ただし最近発表された米国のアトピー性皮膚炎のガイドラインでは，保湿剤は一括してmoisturizerとされ，アトピー性皮膚炎に使用するmoisturizerにはemollientやocclusive，湿潤剤（humectant ingredients）などが記載されている[10]。そしてemollientsにはグリコール，ステアリン酸グリセリル，大豆ステロー

表13 保湿剤とは

- 保湿剤は医薬品ではなく，スキンケア用品である
- 保湿剤 (emollientまたはmoisturizer) には軟膏，クリーム，液剤，ゲルなど様々なものがあるが，基本的には基剤のことである
- 乾燥肌や脂性肌 (ニキビ肌) が保湿剤の対象となり，前者はワセリンベースの軟膏 (emollient) が，後者は液剤 (moisturizer) が使用される
- 日本では保湿剤は乾燥肌を対象としていることが多いが，そのべとつき感のため保湿剤として汎用されている処方薬はクリーム基剤となっていることが多い
  - 問題は，このクリーム基剤の保湿剤の商品名が，水分含有量の違いによって軟膏，クリーム，ローションと，異なるものであるかのように名付けられていることである

基剤は主剤と同様，重要な役割を果たす

ルなどがあり，occlusive agentsには ワセリン，ジメチコン (dimethicone)，鉱油 (mineral oil) など，humectantsにはグリセロール (glycerol)，乳酸 (lactic acid)，尿素 (urea) などがあるとしている。

つまり最近の米国皮膚科学会におけるアトピー性皮膚炎のガイドラインでは，emollientはmoisturizerに含まれ，アトピー性皮膚炎に使用するスキンケア用品という位置づけになっている。上記以外にも多種多様のものが保湿剤とされているが，これらの保湿剤成分は日本でも化粧品などのスキンケア用品に広く使用されている基剤成分である。

重要!!
- 保湿剤はスキンケア用品であって，医薬品ではない。

word ジメチコン (dimeticone／dimethicone)

emollientに使用される成分の1つで，表面張力を低下させ，消泡作用を持つシリコンの一種で，ポリジメチルシロキサンとも呼ばれる。

(c) ヘパリン類似物質外用薬とは

保湿剤は先に述べたようにスキンケア用品であるが，日本では一部の保湿剤が処方薬になっている。代表的なものがヘパリン類似物質を含有する外用薬であるが，ヘパリン類似物質含有外用薬を海外で見ることはない。唯一ドイツでは，ヘパリンナトリウムが抗凝固薬として保険収載されているようであるが，保湿剤としての使用はない。そもそも今時，薬の成分がヘパリン類似物質とあるだけで，詳細な有効成分が明記されていない薬は，漢方薬以外見たことがない。

筆者はJICA（日本国際協力機構）の依頼でバンコクの皮膚科研究所（Institute of Dermatology）で皮膚科レジデントに対し毎年講義をしているが，そこの病院のスタッフからヘパリン類似物質外用薬が日本であんなに大量に売れているが，本当に効果があるのかとの質問を受けたことがある．それに対し「日本で発売されている保湿剤の多くは海外と同様スキンケア用品で，保険適用はないが，ヘパリン類似物質外用薬は，医薬品として認められているので，患者はその費用の3割を負担するだけでよく，あとの7割は国が負担してくれる仕組みになっているので，安い値段で手に入れることができるからであろう」と述べたことがある．

　つまりヘパリン類似物質外用薬は病院に行けば，ドラッグストアで買う保湿剤と比べかなり安い値段で手に入れることができ，しかも医薬品というイメージがあるため，大量に処方されていると考えられる．実際，1回の処方でヘパリン類似物質外用薬を1キログラム処方する皮膚科医がいるという．ただしヘパリン類似物質含有外用薬が他の保湿剤と比べて特に優れているという根拠はない．一方海外ではヘパリン類似物質外用薬は存在せず，米国ではヒアルロン酸とセラミドを含む保湿剤がスキンケア用品としてよく使われ，人気も高いということである．

Column

■ 海外では処方薬の値段は市場原理で決まるため，高い薬を求める患者の多くは専門医を受診する

　北欧などの一部の国を除き，海外では日常使用する一般薬は，必ずしも保険適用となっていないので，日本より高いことが多い．そのため，保険でカバーされない高い医薬品を処方してもらいたい場合は，その治療のエキスパートである医師を受診することが多い．

　実際，タイでは皮膚科の外来の30％をニキビ患者が占めるという．なぜならば，多くのニキビ治療薬は保険がきかないため，正確な診断と適切な投薬指導ができる皮膚科専門医に処方してもらったほうが安心だからである．また白癬の場合も，直接鏡検で診断を確かめてから，治療してもらったほうがよいと考える人は多い．韓国では，爪白癬専用の外用薬であるエフィナコナゾール（日本での商品名はクレナフィン®）は，公的保険適用がない値段の高い処方薬なので，患者は皮膚科専門医を受診して，白癬の確定診断の後，処方してもらう．つまり韓国では，直接鏡検をできない医師にかかる爪白癬患者はほとんどいない．

　しかし日本では，処方薬のほうが一般用医薬品（OTC）薬などを薬局で買うより安いので，治療目的というよりは，安い薬を手に入れるために病院を受診する人が多い．そのため，必ずしも専門医に処方してもらうとは限らない．もし日本でもありふれた治療薬に保険適用がなくなれば，患者が支払う薬代が高くなるの

で，患者は専門医での治療を優先し，専門外の医師による処方や，かかりつけ医でのついでの処方は少なくなると思われる。あるいは処方された外用薬を知り合いに配るなどの違法行為はなくなると考えられる。実際日本では，皮膚疾患治療のための外用薬の半分以上は，皮膚科医以外で処方されている。

　ヘパリン類似物質外用薬はかなり古い薬で，その効能は抗凝固薬としての働きが期待され，外傷（打撲，捻挫，挫傷）後の腫脹・血腫・腱鞘炎・筋肉痛・関節炎，血栓性静脈炎，血行障害に基づく疼痛と炎症性疾患（注射後の硬結ならびに疼痛），筋性斜頸（乳児期）など整形外科領域の疾患が主な対象であった（表14）。ただし古い薬剤は，今のような二重盲検比較試験が行われることがなく効能が認められていたため，今からみるとその効能には疑問も多い。その後，効能追加が行われ，皮脂欠乏症などが加わった。ただし効能追加の場合は，プラセボとの二重盲検比較試験を行う必要はなく，既存の薬と比べて有意差がみられなければ，効能追加が認められる。

　本来皮脂欠乏症とはいわゆる乾燥肌のことなので，ワセリンなどの基剤でも有効である。そのためヘパリン類似物質外用薬が皮脂欠乏症に効果があるかどうかを調べるためには，ヘパリン類似物質が入っている外用薬とヘパリン類似物質を含有していない基剤だけの外用剤との二重盲検比較試験を行い，ヘパリン類似物質が入っている外用薬が，基剤だけの外用剤と比べ有意に皮脂欠乏症の改善に優れていることを証明しなければならない。確かに比較試験が1つあるが[11]，左右比較試験であり，左右比較試験ではエビデンスの質が低いことが知られている。

表14　ヘパリン類似物質（ヒルドイド®）の効能効果

- 血栓性静脈炎（痔核を含む）
- 血行障害に基づく疼痛と炎症性疾患（注射後の硬結ならびに疼痛）
- 凍瘡
- 肥厚性瘢痕・ケロイドの治療と予防
- 進行性指掌角皮症
- 皮脂欠乏症
- 外傷（打撲，捻挫，挫傷）後の腫脹・血腫・腱鞘炎・筋肉痛・関節炎
- 筋性斜頸（乳児期）

Column

■日本では左右差比較試験の結果で認可されている外用薬がある

日本では左右差比較試験の結果で，外用薬として認可されることがあるが，これは海外ではない。なぜかというと，まったく同程度の病変が左右に存在することはめったになく，左右で病変の程度が異なることが多いからである。

しかし今までの左右比較試験では，第三者による左右同程度の病変であったのかの確認がされずに患者はエントリーされている。さらに左右に異なる薬剤を使用するため，患者が左右を間違えて使用する可能性もあるし，同じ手指を使用して外用すれば，左右の薬が混合される可能性もある。また中央付近の病変では左右の薬が混ざる可能性もある。

このような問題が生じる可能性があるため，海外では左右差比較試験の結果で薬が認可されることはない。実際日本でしか認可されていない外用薬がある。

日本では一度効能が認められると，基剤を変えても，ほぼそのまま薬として認可される仕組みになっているため，かつて使用されていたヒルドイド®軟膏に代わって，クリーム基剤のヒルドイド®ソフト軟膏が発売された。またヒルドイド®クリーム，ヒルドイド®ローションが発売されているが，これらの外用薬の基剤は基本的にクリームである。

問題はこのヘパリン類似物質含有外用薬が，アトピー性皮膚炎など湿疹・皮膚炎など幅広い疾患に保険外で使用されていることである。ヘパリン類似物質外用薬の保険適用疾患は，皮膚疾患では①皮脂欠乏症，②進行性指掌角皮症，③凍瘡，④肥厚性瘢痕・ケロイドの治療と予防などである(**表14**)。どこにもアトピー性皮膚炎や湿疹・皮膚炎との記載はないし，湿疹・皮膚炎に有効であるというプラセボと比べた二重盲検比較試験結果もない。

しかし保険審査員は湿疹・皮膚炎群に対してもその使用を保険外で認めている。さらにここ数年はアンチエイジングの外用薬として，一部の雑誌やインターネットで宣伝され，ヘパリン類似物質外用薬が美容目的で使用されているが，アンチエイジングに有効という証拠もない。

Column

■皮膚科の保険審査の問題点

保険審査が不適切であると皆保険制度の根幹が崩れてしまう。たとえば，保険適用外の疾患を保険適用とするのは，保険の支払基金制度に対する背任行為であり，そのような決定を下す保険審査員は非難されても仕方がない。もし保険適用

外の疾患にも保険適用を認めるのであれば，科学的根拠をもとに決定すべきで，メーカーの意向を汲んだ話し合いで決めるべきではない。そして科学的根拠に基づいて，どうしても必要であれば，保険適用拡大を厚生労働省に働きかけるべきである。

　実際，日本皮膚科学会以外の学会ではこれを行い，いくつかの薬の保険適用拡大が認められている。なぜ皮膚科の保険審査員は，限られた人による話し合いだけで，医学的に根拠がない薬の使用を保険適用外で認めるのであろうか。

　たとえば爪白癬に保険適用がある外用抗真菌薬はクレナフィン®とルリコナゾール外用液（ルコナック®）だけで，それ以前の外用抗真菌薬は爪白癬には無効で，保険適用もない。またヘパリン類似物質外用薬もアトピー性皮膚炎を含む湿疹・皮膚炎には保険適用はないし，有効との証拠もない。個々の薬剤の薬価は安くても，処方される薬の量が多いので，薬剤費用は膨大である。

（d）保湿剤の間違った使い方

　最近の米国のアトピー性皮膚炎のガイドラインでは，emollientはmoisturizerに含まれるが[10]，ここではmoisturizer（化粧水など皮膚に水分を与えるもの）は脂性肌（ニキビ肌），emollient（皮膚の軟化薬，柔軟剤）は乾燥肌に対するスキンケア用品ということで話を進める。保湿剤の主剤にはいくつかのものがあるが，個々の主剤の働きに明確なエビデンスはなく，保湿剤の用途を大きく左右するものは基剤あるいは基剤成分である。しかし多くの日本の皮膚科医はこのことを十分理解していないため，以下のような使い方をすることがある。

　たとえば乾燥肌にはemollientを使用するのが原則であるが，夏季に使用すると肌のべとつきから患者が嫌がるため，moisturizerを処方する医師がいる。しかしmoisturizerでは，冬季になると皮膚は余計に乾燥する。つまり乾燥肌が基本にあるアトピー性皮膚炎に使用するスキンケア用品はemollientにすべきであって，moisturizerを処方すべきではない。しかし，保湿剤を医薬品と勘違いしている医師が多く，肌状態を観察することなく，一律に同じ保湿剤を処方しているのでこのような例が出てくると思われる。

　ニキビに対して，イオウ・カンフルローションやクンメルフェルド液などの硫黄製剤が使用され，今でもこれらの液剤を好んで処方している日本の皮膚科医は多い。ニキビに対し硫黄が有効というエビデンスはないが，これらの硫黄製剤は液剤，つまりmoisturizerであるため，脂性肌（ニキビ肌）に効果があるからである。

(e) アトピー性皮膚炎に対する保湿剤の役割

欧州皮膚科学会のアトピー性皮膚炎に対するガイドライン[2]では，使用するスキンケア用品はemollientで，emollientは炎症がある皮疹にはほとんど効果がないので，アトピー性皮膚炎の皮疹に対しては治療薬を使用し，皮疹が良くなったあとは，維持療法としてemollientを使用すると記載してある（表15）。

また，保湿剤がアトピー性皮膚炎に有効というエビデンスは限られているとも記載されている[2]。実際，emollientがアトピー性皮膚炎に有効との論文をみると，アトピー性皮膚炎にみられる乾燥肌に有効だったというもので，アトピー性皮膚炎そのものに有効というわけではない。

また最近発表された米国皮膚科学会のアトピー性皮膚炎のガイドラインでもスキンケアが大切であることが強調され，スキンケアの中で保湿剤が重要な役割を担っていると記載されている[10]。しかし保湿剤は治療薬ではなく，non-pharmacological interventions，非薬理学的介入としている。つまり保湿剤はアトピー性皮膚炎が良くなったあとの維持療法や，再燃を抑えることに役立つスキンケア用品と紹介されている。

欧州と米国のアトピー性皮膚炎における保湿剤の役割を比較してみると，米国のガイドラインのほうが，スキンケアを強調しているようにみえる。それは，欧州では医療費が公的資金でサポートされることが多いが，米国では医療費はすべて自己負担となり高額であるため，医療費の安いスキンケア用品でなんとかアトピー性皮膚炎をコントロールしたいという気持ちの表れではないかと思われる。もちろん，欧州でもスキンケア用品は医薬品ではないので，公的資金が投入されない国も多いが，治療薬は保険が適用されるので，あえてスキンケア用品を強調する必要を感じないのではないかと推察する。

アトピー性皮膚炎における保湿剤の比較試験はいくつか行われているが[12〜14]，

表15 欧州皮膚科学会のガイドラインにある保湿剤療法の記載

- The direct use of emollients on inflamed skin is poorly tolerated and it is better to treat the acute flare first.
- Emollients are the mainstay of maintenance therapy.
- Hydration of the skin is usually maintained by at least twice daily application of moisturizer with hydrophilic base. The use of barrier ointment, bath oil, shower gel, emulsions or micellar solutions enhancing the barrier effect is also recommended.
- A better molecular and biochemical knowledge of the skin in AE should provide access to barrier improving topical agents.
- There is limited evidence-based proof for the use of emollients.

（文献2より引用）

治療薬（ステロイドやカルシニューリン阻害薬の外用）と比べて優れているというものは1つもなく，いずれも保湿剤とプラセボとの比較試験である．しかもいずれの治験でも同時にステロイドの外用も行っていることが多いので，ステロイド治療の影響を排除できない．また最初は使用した保湿剤が有効であったが，効果判定日には有意差が認められなかった[14]というものもある．

(f) アトピー性皮膚炎治療における保湿剤の役割のまとめ

現在世界中で，保湿剤でアトピー性皮膚炎を良くしようとする試みがあり，多くの治験論文が発表されているが，今のところ，アトピー性皮膚炎の治療薬（ステロイドやカルシニューリン阻害薬の外用薬）を超えるものはない．いずれにせよ保湿剤は乾燥肌には有用であるため，アトピー性皮膚炎にみられる乾燥肌にも有用であることは事実である．そのためアトピー性皮膚炎にみられる乾燥肌を保湿剤でコントロールすれば，アトピー性皮膚炎の再燃，再発をある程度抑えることは可能であると思われるが，どの程度，あるいはどのぐらいの期間，再発・再燃を抑えることが可能かに関してはまだ十分なデータはない．

なぜならばこれらの治験論文には比較試験でないものも多く，また比較試験であっても盲検化されていないため，バイアスがかかっている可能性があるからである．また治験が行われた症例数の問題もある．得られた結論が偶然か否かを調べるためには，meta-analysisやsystematic reviewが必要であるが，今のところ個々の保湿剤に対する論文が少なく，個々の保湿剤に対するmeta-analysisやsystematic reviewは行われていない．

筆者の経験では，皮膚の乾燥が軽度であれば，皮疹がないアトピー性皮膚炎のコントロールは保湿剤で可能である．しかし皮膚の乾燥がひどくなれば，保湿剤単独ではアトピー性皮膚炎のコントロールは難しいし，皮疹が生じた場合は保湿剤で悪化することが多い．

実際に筆者が治療した難治性アトピー性皮膚炎患者は，当科を受診する前に保湿剤の外用での治療を長期間受けていたが，保湿剤で発症を抑えられた症例は1例もなく，むしろ悪化した症例が多かった．

このことから，①皮疹がないアトピー性皮膚炎患者は，皮膚が乾燥しはじめる秋には保湿剤で皮膚の乾燥を抑えてもよいが，アトピー性皮膚炎の皮疹が生じたら，素早く軟膏基剤のステロイドの外用を皮疹部位だけに適切に外用したほうが，確実に良くなるし，短期間の治療ですむ．②さらに病院で処方される日本の保湿剤は薬価が高いので対費用効果もステロイド軟膏のほうがよいと言える．

(g) ヘパリン類似物質外用薬のアトピー性皮膚炎の再燃予防効果の検討

　保湿剤がアトピー性皮膚炎の再発予防効果があるとの治験論文は海外では数多くあるが，日本でしか使用されていないヘパリン類似物質の予防効果の検討は海外ではない。そこで日本人を対象とした保湿剤のアトピー性皮膚炎の再発予防効果をみた治験論文[15]があるので，その検証を以下に行う。

　この論文は，アトピー性皮膚炎が寛解したあとも保湿剤を使用するほうがよいとの証拠を示すものとして，日本皮膚科学会のガイドラインではエビデンスレベルはⅡとしたものである[16]。しかしこの論文は比較試験であるが，盲検化されていない。そのためエビデンスレベルはよくてⅡで，通常はⅢである。なぜならば無治療群と治療群を比較した治験では，観察する医師も患者側も治療群か無治療群かはわかるので，プラセボ効果が強く働くため，オープン試験に近いからである。盲検化を高めるためには，薬を処方しない第三者が皮疹の観察をしなければならないが，そうではないからである。

　ただしこの場合，薬を処方しない第三者が患者の皮疹の評価を行っても，患者から保湿剤使用の有無を聞き出せば，簡単に盲検化が崩れてしまう。それを防ぐためには写真撮影をしたものを，第三者が客観的に判定すればよいが，乾燥肌の改善度は写真ではわかりにくいし，また写真の撮影条件によっても異なる結果となることもある。実際，写真の撮影条件や現像条件を変えることによって，色調を変えることは可能で，意図的に異なる結果を得たのではないかと思われる治験報告書もある。

　さらに乾皮症には保湿剤が有効なので，アトピー性皮膚炎にみられる乾燥肌に対しては，保湿剤を使用した群のほうが結果が良いのが普通である。さらに疑えば，治験の対象者に，アトピー性皮膚炎ではなく，乾皮症の患者が混ざっていなかったのかも検証しなければならない。エントリーされた患者の診断名が正しかったのかは第三者による検証が必要であるが，論文をみただけでは誰も検証できない。COIの開示が必要な理由は，製薬会社からの資金が直接，あるいは間接的に投入されている治験では，製薬会社に有利なデータとなることが多いからである。

　いずれにせよ保湿剤は炎症をステロイドなどの治療薬で十分抑えたあとであれば，アトピー性皮膚炎の再燃を抑えることはある程度可能である[17]。しかしヘパリン類似物質外用薬でどのくらいの期間，あるいはどの程度アトピー性皮膚炎の再燃を抑えることができるのかは未確認である。また，小児のアトピー性皮膚炎の維持療法として，ブフェキサマックとヘパリン類似物質外用薬を比較した論文[18]があるが，ブフェキサマックは，現在副作用のため世界中で発売が中止された薬剤である。そのような薬剤と比べて差がないからといって，ヘパリン類似物質外用薬が小児のアトピー性皮膚炎の維持療法として有用であると言えるのかどうかははなはだ疑問でもある。

(h) 筆者の治療経験と最新のコクラン・レビューから得られたアトピー性皮膚炎に対する保湿剤の役割

少なくとも筆者の経験では，軽度の場合を除き，中等度以上の炎症がある皮疹が保湿剤単独で良くなったアトピー性皮膚炎患者は1人もおらず，むしろ悪化していた。そのため欧州のガイドラインにあるように，炎症がある部位には治療薬をしっかり塗り，炎症を抑えてから，必要であれば，乾燥肌の部位に保湿剤を使用するのがよいと思われる。しかし炎症が生じた場合は，直ちにステロイドを使用しなければ，炎症の拡大を止めることはできない（表16）。

また湿疹に対する保湿剤の治験データをまとめたsystematic review[19]や最近のCochrane（コクラン）・レビューがある[20]。両者とも結論はほぼ同じであるが，コクラン・レビューでは，「多くの保湿剤はステロイドなどの治療薬を使用している限りは，より良い結果を得ることができ，再燃するまでの期間を延長することや，再発回数やステロイドの投与量を減らすのに，何らかのメリットがある。しかし今のところ，どの保湿剤が特に優れているかについては信頼できるデータはない」という結論を下している。

また2018年1月8日に米国皮膚科学会は一般向けのインターネットで，「ワセリンの5つの活用法に関するリリース」を発表している。そこには「ワセリンは安価かつ入手が簡単で，家族全員のスキンケアに使える」と説明している。同学会による5つの活用法は表17[21]の通りである。

表16 保湿剤の使い方

- 保湿剤はスキンケア用品で治療薬ではないので，あくまでも治療薬で良くなった皮膚（健常皮膚）に使用する
- 皮疹がない健常皮膚に使用するのはかまわない
- ただし皮疹の近傍であると，ステロイドと混ざり，ステロイドの効果を落としたり，ステロイドの副作用を健常部に拡散する可能性がある
- アトピー性皮膚炎が良くなって，再燃を防ぐ目的で保湿剤を健常皮膚に使用してもよい

ステロイドと保湿剤を同時に使用するのは避ける

表17 米国皮膚科学会によるワセリンの5つの活用法

- 唇やまぶたなどの皮膚の乾燥緩和に用いる
- 創部に使用することで，局所の湿度を保ち，治癒の遅延を防ぐことが期待できる
- 足や股間に使用することで，皮膚同士，皮膚と衣服の摩擦による皮膚の障害を予防する
- おむつかぶれ予防に使用する
- 爪に使用することで爪の乾燥を防ぐ

（文献21より引用）

Column

■ コクラン・レビューとは

　日本の医薬品は，厳密なランダム化比較試験を経ずして，認可されたものもあるが，海外の医薬品は，基本的に「ランダム化比較試験」にて有効性が証明されたものである。しかしランダム化比較試験でも，偶然や利益相反などのバイアスの可能性もあるため，たった1つのランダム化比較試験だけで，薬の有効性を判定するのは危険である。そこで最近の医学研究では，この「ランダム化比較試験」のような一次情報を，データの偏りなく網羅的に集めて再評価を行う「systematic review（システマティック・レビュー）」という研究デザインが注目されている。COIなどのバイアスを避けるために，第三者の立場の専門家が，現時点でのひとつひとつの情報をとりまとめて評価したものが「システマティック・レビュー」になる。その中でも，明確な方法論に基づき定期的に更新されているものとして，コクラン共同計画による「コクラン・レビュー」がある。つまりコクラン・レビューは，医学論文のシステマティック・レビューを行う国際団体のコクラン共同計画が作成している，質の高いシステマティック・レビューとして定評のあるもので，年4回発行されるコクラン・ライブラリに収載されている。

（i）出生時から保湿剤を使用するとアトピー性皮膚炎の発症を抑えることができるのか

1. 日本の一施設で行われた臨床試験論文の検証

　最近，出生時から保湿剤を使用すると，アトピー性皮膚炎の発症を抑えることができるとの論文[22]が脚光を浴びている。治験の方法は，両親か兄弟にアトピー性皮膚炎の家族歴がある新生児が対象となり，一方は保湿剤を使用し，もう一方は保湿剤を使用しないで，アトピー性皮膚炎の発症が両群間で差があるかをみたものである。

　日本の一施設で行われたこの臨床試験論文によると，エントリーした新生児は親か兄弟にアトピー性皮膚炎の家族歴がある人であるが，兄弟でもアトピー性皮膚炎を発症する人とそうでない人がいるので，偶然の偏りを無視できない。また被験者は保湿剤を使用している群と使用していない群を無作為に分けているが，いったんエントリーされれば，保湿剤を使うグループか否かは両親にはわかってしまうので，被験者側にプラセボ効果が働く。皮疹の観察は皮膚科医が行っていることになっているが，保湿剤を使用しているか否かは親に聞けばわかるので，完全に盲検化が保たれているのか疑問がないわけではない。

　また資生堂製emulsionタイプのemollientを毎日使用している群とそれを使用しないコントロール群にはワセリンを使用することが許されている。ワセリンは保

湿剤であるので，本当はワセリンのアトピー性皮膚炎の発症予防効果も検証しなければならない。このようにこの論文にはいくつかの問題もあるため，読者からの質疑もある[23]。

しかし一番の問題点は，乳児湿疹には，自然に軽快する乳児脂漏性皮膚炎と再発を繰り返す乳児アトピー性皮膚炎があることである。そのため経過をみない限り両者の鑑別は困難である。しかし観察期間が32週であり，このような短期間ではアトピー性皮膚炎か乳児脂漏性皮膚炎の鑑別はなかなかできないのが普通である。

またこの論文では，新生児にみられた痒みがない皮疹はアトピー性皮膚炎にしていないが，新生児では痒みの有無をみるのは難しいため，生じた皮疹をどのような基準でアトピー性皮膚炎ではないと判断したのかがはっきりしない。今のところ乳児では，乳児脂漏性皮膚炎との鑑別が困難なため，アトピー性皮膚炎の判定基準は確立されておらず，どうしても恣意的になってしまう可能性がある。

本文をみると，アトピー性皮膚炎と乳児湿疹を一緒に扱っていて「AD/eczema」としている。つまりこの論文はアトピー性皮膚炎だけではなく脂漏性皮膚炎を含めたいわゆる乳児湿疹の発症を保湿剤で抑えることができるかをみたものであるが，この論文のタイトルやabstractでは「AD/eczema」が「アトピー性皮膚炎」になっていて，論文の内容と異なるタイトルやabstractを記載している。乳児脂漏性皮膚炎を除外して，アトピー性皮膚炎だけの発症をみない限り，結論を下すのは難しいと思われる。

さらに統計解析ではKaplan-Meier法で有意差をみているが，Kaplan-Meier法では脱落例が多いと，その結果を信用できないことが多い。しかしこの論文ではエントリーした患者の1割近くが脱落している。

少なくとも保湿剤は乾燥肌に有用なので，資生堂製emulsionタイプのemollientは乾燥肌の予防には良いとすることは可能であるが，それがアトピー性皮膚炎の発症を本当に予防できるかという点に関してはさらなる検証が必要である。

── 2. 米国の多施設で行われた臨床試験論文の検証

もう1つの英国と米国の多施設で行われた臨床試験論文[24]でも，生後間もなくから保湿剤を使用したほうが，コントロール群と比べ，有意にアトピー性皮膚炎の発症を軽減できるというものがある。しかしこの論文では半年しか観察していないので，本当のアトピー性皮膚炎か脂漏性皮膚炎か，乳児湿疹の鑑別はできていない。実際アトピー性皮膚炎の診断には，Hanifin & Rajkaの診断基準が使われることが多いが，診断に関してはまだ十分なコンセンサスは得られておらず[25, 26]，米国のアトピー性皮膚炎のガイドラインでもエビデンスレベルがIで推奨度がAの診断基準はないとされていて，今あるものでもエビデンスレベルはIIIで推奨度がCである（表18）[27]。特に新生児のアトピー性皮膚炎は乳児脂漏性皮膚炎との鑑別が困難な

表18 米国皮膚科学会のアトピー性皮膚炎の診断と評価に対する推奨度
Table Ⅲ. Strength of recommendations for the diagnosis and assessment of atopic dermatitis

Recommendation	Strength of recommendations	Level of evidence
Diagnosis made using criteria in Box1	C	Ⅲ
No specific biomarkers for diagnosis or severity assessment	B	Ⅱ
Immunoglobulin E levels not routinely recommended	A	Ⅰ
Available disease severity scales not for routine clinical use	C	Ⅱ
Should query of itch, sleep, impact on daily activity, and disease persistence	C	Ⅲ
Awareness and discussion of common associations	C	Ⅰ and Ⅱ
Integrated, multidisciplinary approach to care	C	Ⅲ

（文献27より引用）

ことが多いので，診断が正確かという課題は今後も続くと思われる。

　これらの論文でも保湿剤を使用する乳児とそうでない乳児は無作為に選ばれているが，被験者となる乳児の両親や観察を行う医師には保湿剤を使用しているか使用しないかがわかるため，プラセボ効果が働く。

　さらに，症例数が少ないことから，いくつかの批判があり，これらの結果は完全に受け入れられているわけではない。そのため，厳密な二重盲検を行った臨床試験[28]が進行しており，間もなくその結果が報告されると思われるが，診断に関する問題は解決されてはいない。

3. prescription emollient devicesとは

　また最近はprescription emollient devices（PEDs）と呼ばれる，医師によって処方される保湿剤が開発されているが[29]，従来のOTCの保湿剤と比べ，有意に優れているとの結果は得られていない。むしろPEDsは値段が高いので，対費用効果の点では薬局で市販されている保湿剤のほうがよいと考えられている。

　またPEDsはまだ発売されたばかりで，長期に外用することによる副作用の検証はまだ十分行われていない[30]。特に乳児の皮膚はバリヤ機能が未熟なため，安全性が確かめられていない保湿剤成分が経皮吸収され，副作用をきたす可能性が指摘されている。そのため，安全性の検証されていない保湿剤の長期外用を新生児に行うべきでないとする意見もある。

確かに保湿剤によって皮膚のバリヤ機能は改善するが，その改善が一時的なものか否か，あるいは皮膚のバリヤ機能がアトピー性皮膚炎の本当の原因なのか，単なる随伴症状なのか，まだ十分検証されていない。

そのため，保湿剤で本当にアトピー性皮膚炎の発症を予防することができるかに関しても，今後さらなる検討が必要であるし，保湿剤を使用していてもアトピー性皮膚炎を発症した患者が多くいることも忘れてはならない。

⑤ 抗真菌薬の外用

アトピー性皮膚炎にしばしばケトコナゾールという外用抗真菌薬が保険適用がないのにもかかわらず使用されており，保険の審査委員もこの保険外適用を認めている。ケトコナゾールの保険適用は，脂漏性皮膚炎と皮膚真菌症だけであり，脂漏性皮膚炎以外の湿疹・皮膚炎には保険適用もないし，有効というエビデンスもない（表19）。

確かにアトピー性皮膚炎の増悪要因の1つにマラセチアが関与している可能性を示す血液検査データはあるが，抗真菌薬がアトピー性皮膚炎に有効であるという二重盲検比較試験結果はない。そして筆者のところを受診したアトピー性皮膚炎患者で，ケトコナゾールの外用を受けている患者が少なからずいたが，改善は認められておらず，悪化した患者が多かった。

表19　抗真菌薬の外用は有効か？

- アトピー性皮膚炎など湿疹・皮膚炎には無効
- 抗真菌薬は真菌が関与する疾患にしか効果がない
  - 体部白癬などの皮膚真菌症
  - 脂漏性皮膚炎

- 頭部，顔面の湿疹がしばしば脂漏性皮膚炎とされている
- 本当の脂漏性皮膚炎は少ない

Column
■ 頭皮や顔面の湿疹がしばしば脂漏性皮膚炎と誤診されている

脂漏性皮膚炎は毛髪の生え際や顔のTゾーン（図）などの脂漏部位に左右対称性にできる湿疹で，抗真菌剤であるケトコナゾールの外用は有用である。しかし重症にでもならない限りそのほかの部位に皮疹が生じることはない。また痒みは軽度である。しかし，顔面や頭部に生じた湿疹が，しばしば脂漏性皮膚炎と拡大解釈されている。実際洗髪や洗顔などの際に，皮膚をゴシゴシ擦り，微小な搔破痕ができたために湿疹になっている患者は多い。本当の脂漏性皮膚炎はケトコナゾールなどの

抗真菌薬が有効であるが，本当の脂漏性皮膚炎はそれほど多くない。

具体的には顔に広範囲に湿疹様病変が生じていた患者がいたが，顔のTゾーンの部位は抗真菌薬の外用で良くなったが，他の部位は抗真菌薬で悪化した。ケトコナゾールを使用しても良くならない場合は，脂漏性皮膚炎ではなく，通常の湿疹であると考えたほうがよい。少なくとも頭皮に掻破痕や湿疹病変が島嶼状にみられるものは，脂漏性皮膚炎ではなく，頭部の湿疹である。さらに頭皮は洗髪やブラッシングの際に頭皮を傷つけて，湿疹となっていることが多いので，その生活習慣を直さないと，ステロイドを外用しただけでは治らないこともよく認識しておくべきである。

■ 脂漏性皮膚炎の好発部位
毛髪の生え際や顔のTゾーンに左右対称性にみられる

⑥ 抗菌薬の外用

びらんや痂皮がみられる症例では，しばしば抗菌薬の外用やステロイドと抗菌薬の混合製剤がびらん部位に使用されているが，改善はみられず，むしろ悪化していることが多かった。しかしこのようなびらん面に対しても，炎症を抑えることが可能なステロイドを外用すれば，速やかに改善する(図9)。このことから，アトピー性皮膚炎には抗菌薬の外用は不必要であることがわかる。

確かにアトピー性皮膚炎の皮疹から細菌培養を行うと，黄色ブドウ球菌をはじめとする種々の細菌が培養されることが多い。またアトピー性皮膚炎以外の湿疹・皮膚炎でも，特に湿潤病変からは高頻度に細菌が分離される。しかしこれらの病変にステロイドを外用し，湿疹を良くすると，細菌は分離されなくなる[31]。つまり湿潤を伴う湿疹・皮膚炎病変からは高頻度に細菌が培養されるが，これらの細菌の多くは感染症を起こしているのではなく，その皮膚病変に定着しているだけである。そのため細菌が分離培養されても抗菌薬の全身投与を行う必要はない。抗菌薬の投与が必要なのは，感染を起こしているときだけである。そのため皮膚から細菌が培養された場合は，感染か定着かの判断が必要で，定着の場合は，むやみに抗菌薬の投与を行うべきでない(表20)。不必要な抗菌薬の全身投与は，副作用や耐性菌を誘導する可能性があるからである。

外用抗菌薬も耐性菌を誘導するが，抗菌薬は湿疹の治療薬ではないので，湿疹病変に抗菌薬を外用すると皮疹が悪化するという問題を生じる。不適切な治療を受け

初診時   2回目（2週間後）

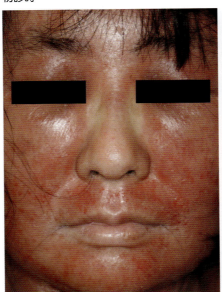
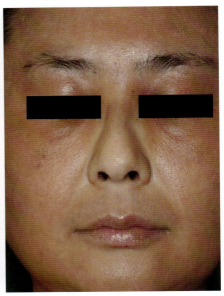

図9　びらんがみられた顔の湿疹病変
近医でアトピー性皮膚炎ということで治療されていた患者で，顔には抗菌薬の外用が行われていた．軽快せず，びらんがひどくなったので，当科を受診し，抗菌薬の入っていないステロイドを外用し，2週間で寛解した

表20　感染と定着の鑑別の目安

	感染症状 （炎症の四徴）	グラム染色で 好中球の貪食像	菌量*	抗菌薬投与
定着 (colonization)	−	−	少ない	行わない
感染 (infection)	＋	＋	多い	行う

炎症の四徴：発赤，腫脹，疼痛，熱感
菌量*：10^7 cfu／cm^2 が1つの目安

- 「炎症の四徴＋膿」があれば細菌感染と考え，分離された細菌を起炎菌とみなす
- 皮膚表面には常在菌が存在するので，皮膚表面からの培養をむやみに行わない．膿だけを培養する

ているアトピー性皮膚炎患者では，貨幣状湿疹や自家感作性皮膚炎を生じることがよくある（図10）が，このような皮疹は，小児であるとしばしば伝染性膿痂疹と誤診されることが多い．伝染性膿痂疹（図11）には抗菌薬の外用が有効であるため，アトピー性皮膚炎にみられた湿潤病変を伝染性膿痂疹と誤診している医師は，このような湿疹病変に抗菌薬の外用を行うことがある．しかし図10のような皮疹は伝

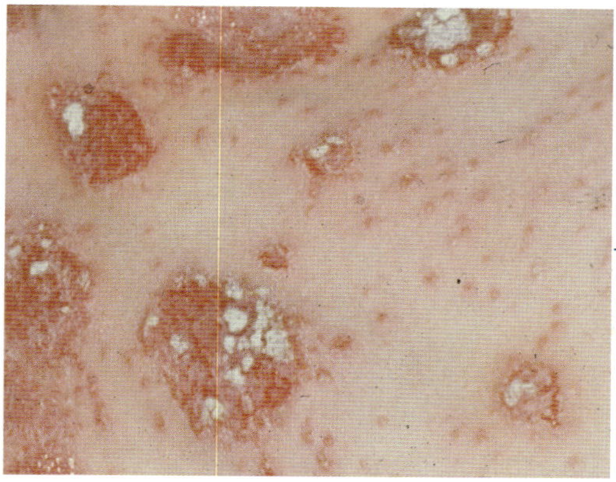

▶図10 貨幣状湿疹と自家感作性皮膚炎を合併したアトピー性皮膚炎
脱ステロイド療法を受けて貨幣状湿疹と自家感作性皮膚炎を生じた患者。びらん面に付着している白いものは亜鉛華軟膏である

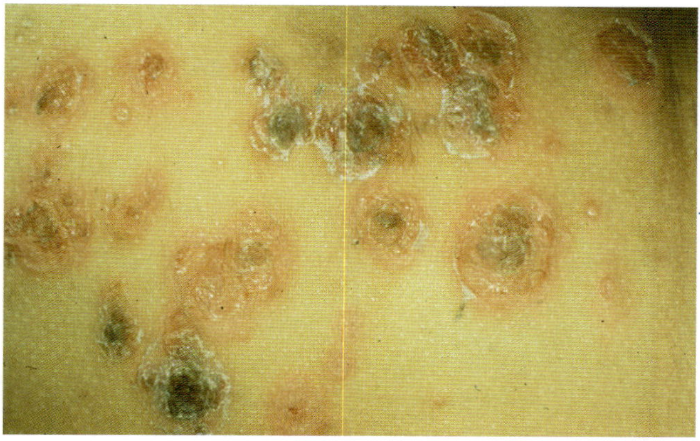

▶図11 痂皮性伝染性膿痂疹
個々の皮疹だけではアトピー性皮膚炎と鑑別が困難なときもあるが，皮疹の経過やほかの肘窩や膝窩に皮疹がないことから伝染性膿痂疹と診断することは困難ではない。痂皮が主体であるが，よく見ると小水疱がみられ，アトピー性皮膚炎の皮疹と異なることがわかる

染性膿痂疹ではないので，軽快することはない。むしろこのような病変にはステロイド外用薬が有効である。

　以前参加した日本小児皮膚科学会では，「伝染性膿痂疹にステロイドが有効か？」というディスカッションを目にしたことがあるが，湿潤性の湿疹を伝染性膿痂疹と診断している人には，ステロイドは伝染性膿痂疹に有効という誤解を生むことになる。確かにアトピー性皮膚炎では伝染性膿痂疹を併発することがあるが，そのほとんどは不適切な治療を受けているアトピー性皮膚炎患者である。適切な治療を受け，掻かないようにコントロールされているアトピー性皮膚炎患者では，伝染性膿痂疹はあまりみられないし，カポジ水痘様発疹症も少ない。

重要!! ・アトピー性皮膚炎の悪化が伝染性膿痂疹と診断されることがある。

Column

■感染か定着か

細菌培養をすると，内臓などの無菌的な環境からは細菌は分離されないが，皮膚のように外界にさらされている部位には様々な細菌が付着しているので，種々の細菌が培養される。しかしこれらの細菌の多くは皮膚に定着しているだけで，感染症を起こしているわけではないので，細菌が分離されたからと言って，抗菌薬の全身投与を行う必要はない。抗菌薬の投与が必要なのは，表20に示した通り細菌が分離された部位に発赤，腫脹，疼痛，熱感などの感染症状がある場合だけである。

ところが湿疹・皮膚炎では病変は赤くなり，びらんがあると触ると痛いため，これを感染症状と見誤ることが多い。特にアトピー性皮膚炎の皮疹が悪化して，びらんが生じると伝染性膿痂疹と間違われることがあり，またその逆もある。そのためしばしば，アトピー性皮膚炎の皮疹が伝染性膿痂疹，あるいは伝染性膿痂疹の皮疹がアトピー性皮膚炎と診断されることがある。もし伝染性膿痂疹か湿疹かの鑑別ができない新人の医師であれば，ステロイドの外用を行いつつ抗菌薬の全身投与を行えばよい。ただしMRSAによることも多いので，市中MRSAにも有効な抗菌薬を投与しなければならないこともある。

■市中MRSAとは

従来MRSAというと，多剤耐性で，compromised hostから分離されるものとされていた。しかし皮膚科で分離されるMRSAは多剤耐性ではなく，必ずしもcompromised hostから分離されるわけではない。下表の通り，最近MRSAは入院患者から分離される院内MRSAと，健常人から分離される市中MRSAに分類されるようになった。院内MRSAが従来のMRSAに相当し，市中MRSAが主に皮膚科で分離されるMRSAである。この市中MRSAは多剤耐性ではなく，ST合剤に感

■院内（獲得型）MRSAと市中（獲得型）MRSAの違い

	院内（獲得型）MRSA	市中（獲得型）MRSA
定義	入院または医学的処置あり	過去1年間入院なし医学的処置なし
患者背景	compromised host（高齢者，挿管あり，外科手術，抗菌薬投与，集中治療室，大部屋入院など）	健常人
診療科	全科の入院患者	皮膚科外来・入院
薬剤感受性	多剤耐性	β-ラクタム系薬にのみ耐性が多い
パルスフィールドゲル電気泳動法による型判別	院内感染型分離株	院内感染型分離株と異なる

受性を有し，ミノサイクリンやニューキノロン，カルバペネムやファロペネムにも感受性を有するものが多い．そのため皮膚感染症から分離されたMRSAに対しては，必ずしも抗MRSA薬（バンコマイシン：VCM，アルベカシン：ABK，テイコプラニン：TEIC，リネゾリド：LZK，ダプトマイシン：DAP）を投与する必要はない．

⑦ 消毒薬の外用

　皮膚の表面を細菌培養すると，種々の細菌が培養されることが多いので，除菌する目的で消毒薬を使用する医師もいる．しかし消毒薬は創傷治癒を遅らせるので，湿疹・皮膚炎がある部位に使用すると湿疹・皮膚炎は悪化する．消毒薬を使うのは手術などで健康な皮膚にメスを入れる場合だけである．なぜならば消毒しないと皮膚表面に付着している細菌を手術時に皮内に入れてしまうからである．

　そこで皮膚炎などの皮膚病変をきれいにしたいのであれば，滅菌した生食で洗ったほうがよい．ただし洗うように指導すると，患者は皮疹をゴシゴシ擦り，鱗屑や痂皮を除去しようとして，むしろ悪化させることがあるので，「あまり洗わず，表面の汚れを軽く洗い流す程度で十分である」と伝えるほうがよいかもしれない．入浴時にも，皮疹を濡らしてもよいが，擦らないようにと指導すべきである．

　もちろんアトピー性皮膚炎では，皮膚表面を細菌培養すると，種々の細菌が培養されることが多いが，ステロイドを外用し，湿疹病変を良くすると，そこから分離された細菌は検出されなくなる．したがって，アトピー性皮膚炎を含む湿疹・皮膚炎では消毒を行う必要はなく，ステロイドの外用を行えばよい（表21）．かつて弱酸性水という名称で，消毒薬を薄めたものをアトピー性皮膚炎に使用し，悪化したアトピー性皮膚炎患者が多くいたことを忘れてはならない．

重要!! ・湿潤している皮疹であってもアトピー性皮膚炎の皮疹を消毒してはいけない．

表21　抗菌薬，消毒薬の外用は有効か？

- アトピー性皮膚炎の皮疹から細菌培養を行うと，黄色ブドウ球菌をはじめとする種々の細菌が培養される
    → これらの病変に定着しているだけ
- アトピー性皮膚炎以外の湿疹・皮膚炎でも，特に湿潤病変からは高頻度に細菌が分離される
    → これらの病変に定着しているだけ
- これらの病変にステロイドを外用し，湿疹が良くなると，細菌は分離されなくなる
- 除菌のために消毒薬を使用するとアトピー性皮膚炎は悪化する
    → 消毒薬は創傷治癒を遅らせるので，傷口には使うべきではない

Column

■ スーパー抗原説は本当か？

　スーパー抗原はTあるいはB細胞レセプターに結合する際，一般抗原とは異なった部位に結合し，レセプターの特定領域に選択的に大量のTあるいはB細胞クローンを活性化する因子である。

　アトピー性皮膚炎患者の皮膚病変から分離された黄色ブドウ球菌の半数が，スーパー抗原を産生していることからアトピー性皮膚炎患者の皮膚に定着している細菌がアトピー性皮膚炎の炎症を引き起こしているという説が唱えられていたことがある。

　そのためアトピー性皮膚炎では抗菌薬を投与すればよいとか，皮膚表面に消毒薬を塗り，皮膚表面の細菌を除去すればアトピー性皮膚炎は良くなるとする仮説が生まれた。しかしこれらの仮説は，臨床試験によって否定され，消毒薬の塗布はむしろ創傷治癒を遅らせ，アトピー性皮膚炎を悪化させる要因になることがわかった。

　しかし，今でもスーパー抗原はアトピー性皮膚炎の原因だと主張する人はいる。一番重要なことは学説ではなく，そのような治療で良くなったかという事実である。いずれにせよ2010年のコクラン・レビューでは，抗菌薬の投与や消毒薬の外用がアトピー性皮膚炎の改善に有用との証拠は今のところないとしている[32]。

⑧ 非ステロイド性抗炎症薬（NSAIDs）の外用

　NSAIDsは消炎鎮痛薬であるが，それを外用薬としたものは，副作用がなく，湿疹・皮膚炎に有効と宣伝されていた。しかしNSAIDsが湿疹病変に有効であることを示す明確なデータはない。実際，内科疾患のためにNSAIDsを長期間内服している人がいるが，そのような患者で湿疹・皮膚炎の改善がみられたという報告はない。

　むしろ最近は，NSAIDs外用薬はアトピー性皮膚炎の皮疹を悪化させる可能性が指摘されている。たとえば欧州医薬品庁（European Medicines Agency：EMA）は，ブフェキサマク含有製剤は接触アレルギーのリスクが治療上の利益を上回るという理由で，この商品の販売承認を取り消すべきであると勧告した。その結果，欧州はもちろん日本でもOTCを含め，ブフェキサマク含有製剤の販売がメーカーによって自主的に中止された[33]。しかし日本ではブフェキサマク以外のNSAIDs外用薬が発売され，一部の医師により使用され続けている。もちろんNSAIDsは内服すれば，消炎鎮痛作用があることは認められているが，外用薬にした場合，湿疹・皮膚炎や痤瘡に有効という証拠はない。同じNSAIDsであるブフェキサマクが発売中止されたことから，ブフェキサマク以外のNSAIDs外用薬も発売を中止すべきと思われるが，日本の厚生労働省は認可し続けている（表22）。

表22 NSAIDsの外用は有効か？

- NSAIDsは鎮痛消炎薬であるが，それを外用薬としたものは，副作用がなく，湿疹・皮膚炎に有効とされていた
- しかし最近になってNSAIDs外用薬は，治療効果がないばかりでなく副作用が問題となり，代表的なNSAIDs外用薬であるブフェキサマク（アンダーム®軟膏）は製造が中止された

日本ではそれ以外のNSAIDs外用薬が発売され，一部の医師により使用され続けている

Column

■ 日本ではいったん認可された薬の保険適用が取り消しになることは原則ない

　一般にFDAやEMAでは治験の方法に不正などの問題があると薬は認可されないし，あとで問題があった場合は，薬の取り消しを行う。また治験時にはわからなかったが，発売後副作用などの問題があった場合は，注意喚起をするか，注意喚起では不十分の場合は，薬剤の認可取り消しが求められる。つまり医学は刻々と進歩するので，かつてよいと思われた薬剤が，後年の研究で有益性が認められなかったということもある。その場合は認可の取り消しをしなければならない。特に日本のように国民皆保険制度を堅持している場合は，有用性のない薬剤を使用するのは医療費の無駄遣いである。ところが，日本ではいったん認可された薬剤が，その後効果がないことがわかっても取り消されることはない。メーカーが自主的に発売を中止しない限り，その薬は使い続けられ，医療費高騰の要因にもなっている。

■ 文　献

1) Sidbury R, et al：Guidelines of care for the management of atopic dermatitis：section 3. Management and treatment with phototherapy and systemic agents. J Am Acad Dermatol. 2014；71(2)：327-49.
2) Ring J, et al：Guidelines for treatment of atopic eczema (atopic dermatitis) part I. J Eur Acad Dermatol Venereol. 2012；26(8)：1045-60.
3) Kawashima M, et al：Addition of fexofenadine to a topical corticosteroid reduces the pruritus associated with atopic dermatitis in a 1-week randomized, multicentre, double-blind, placebo-controlled, parallel-group study. Br J Dermatol. 2003；148(6)：1212-21.
4) 谷内一彦，他：中枢に移行しない第2世代抗ヒスタミン薬　PETによる脳内移行性に関する研究．西日皮膚．2009；71(1)：3-6.
5) Ring J, et al：Guidelines for treatment of atopic eczema (atopic dermatitis) Part II. J Eur Acad Dermatol Venereol. 2012；26(9)：1176-93.
6) Menter A, et al：Guidelines of care for the management of psoriasis and psoriatic arthritis：section 4. Guidelines of care for the management and treatment of psoriasis with traditional systemic agents. J Am Acad Dermatol. 2009；61(3)：451-85.

7) Feldmann RJ, et al: Regional variation in percutaneous penetration of 14C cortisol in man. J Invest Dermatol. 1967; 48(2): 181-3.
8) 渡辺晋一:「ステロイド軟膏と保湿剤の併用による塗布順序が及ぼす局所および全身的副作用への影響」を読んで. 日皮会誌. 2014; 124(3): 339.
9) 米国皮膚科学会ウェブサイト [https://www.aad.org/media/news-releases/eczema-tips-to-help-children-feel-better]
10) Eichenfield LF, et al: Guidelines of care for the management of atopic dermatitis: section 2. Management and treatment of atopic dermatitis with topical therapies. J Am Acad Dermatol. 2014; 71(1): 116-32.
11) 原田昭太郎, 他: 老人性乾皮症に対するヒルドイド®軟膏の有用性の検討 二重盲検法による軟膏基剤との左右比較試験. 臨床医薬. 1988; 4(10): 1903-11.
12) Grimalt R, et al: The steroid-sparing effect of an emollient therapy in infants with atopic dermatitis: a randomized controlled study. Dermatology. 2007; 214(1): 61-7.
13) Msika P, et al: New emollient with topical corticosteroid-sparing effect in treatment of childhood atopic dermatitis: SCORAD and quality of life improvement. Pediatr Dermatol. 2008 Nov-Dec; 25(6): 606-12.
14) Tan WP, et al: A randomized double-blind controlled trial to compare a triclosan-containing emollient with vehicle for the treatment of atopic dermatitis. Clin Exp Dermatol. 2010; 35: e109-12.
15) 川島 眞, 他: アトピー性皮膚炎の寛解維持における保湿剤の有用性の検討. 日皮会誌. 2007; 117(7): 1139-45.
16) 皮膚皮膚科学会アトピー性皮膚炎診療ガイドライン作成委員会, 他: アトピー性皮膚炎診療ガイドライン. 日皮会誌. 2009; 119(8): 1515-34.
17) 山田裕道: アトピー性皮膚炎に対する寛解維持療法としてのヒルドイド®ローションの有用性の検討. 臨皮. 2005; 60(1): 96-101.
18) 根本 治, 他: 小児のアトピー性皮膚炎の外用維持療法─ヘパリン類似物質製剤の有用性. 臨皮. 2006; 60(7): 638-42.
19) Lindh JD, et al: Clinical Effectiveness of Moisturizers in Atopic Dermatitis and Related Disorders: A Systematic Review. Am J Clin Dermatol. 2015; 16: 341-59.
20) van Zuuren EJ, et al: Emollients and moisturisers for eczema. Cochrane Database Syst Rev. 2017 Feb 6; 2: CD012119.
21) 米国皮膚科学会ウェブサイト [https://www.aad.org/public/skin-hair-nails/skin-care/petroleum-jelly]
22) Horimukai K, et al: Application of moisturizer to neonates prevents development of atopic dermatitis. J Allergy Clin Immunol. 2014; 134(4): 824-30. e6.
23) Kawada T: Prevention of atopic dermatitis by moisturizer in neonates. J Allergy Clin Immunol. 2015; 135(4): 1088.
24) Simpson EL, et al: Emollient enhancement of the skin barrier from birth offers effective atopic dermatitis prevention. J Allergy Clin Immunol. 2014; 134(4): 818-23.
25) Simpson EL, et al: How should an incident case of atopic dermatitis be defined? A systematic review of primary prevention studies. J Allergy Clin Immunol. 2012; 130(1): 137-44.
26) Vakharia PP, et al: Systematic Review of Diagnostic Criteria Used in Atopic Dermatitis Randomized Controlled Trials. Am J Clin Dermatol. 2018 Feb; 19(1): 15-22.
27) Eichenfield LF, et al: Guidelines of care for the management of atopic dermatitis: section 1. Diagnosis and assessment of atopic dermatitis. J Am Acad Dermatol. 2014; 70: 338-51.

28) Chalmers JR, et al: Effectiveness and cost-effectiveness of daily all-over-body application of emollient during the first year of life for preventing atopic eczema in high-risk children (The BEEP trial): protocol for a randomised controlled trial. Trials. 2017; 18(1): 343.
29) Miller DW, et al: An over-the-counter moisturizer is as clinically effective as, and more cost-effective than, prescription barrier creams in the treatment of children with mild-to-moderate atopic dermatitis: a randomized, controlled trial. J Drugs Dermatol. 2011; 10(5): 531-7.
30) Hon KL, et al: Barrier repair therapy in atopic dermatitis: an overview. Am J Clin Dermatol. 2013; 14(5): 389-99.
31) 渡辺晋一, 他：トプシムクリーム(FAPG基剤)の湿潤型湿疹・皮膚炎群に対する有用性. 西日皮膚. 1984; 46: 1186-92.
32) Bath-Hextall FJ, et al: Interventions to reduce Staphylococcus aureus in the management of atopic eczema: an updated Cochrane review. Br J Dermatol. 2010; 163(1): 12-26.
33) 日本皮膚科学会アトピー性皮膚炎診療ガイドライン作成委員会：日本皮膚科学会アトピー性皮膚炎診療ガイドライン2018年版. 日皮会誌. 2018; 128(12): 2431-502.

4章
正しい外用薬の使い方

4章 正しい外用薬の使い方

1 どの外用薬を選択するか

　難治性アトピー性皮膚炎は強力なステロイド外用薬により，数週間以内に寛解にもっていくことができるため，難治性アトピー性皮膚炎患者が当科を受診する前に受けていた治療は不適切であり，特に内服薬はほとんど効果がないことを3章で述べた。つまり，アトピー性皮膚炎の治療には正しい外用薬の使い方が最も重要である。そこで，以下に正しい外用薬の使い方を詳細に述べることにする。

1 重症例からわかる不適切な外用薬の使用

　難治性アトピー性皮膚炎患者が当科を受診する前に受けていた治療では，外用薬もステロイドとタクロリムス以外の外用はすべて無効であった（表1）。ただしタクロリムスは軽症のアトピー性皮膚炎には効果があるが，中等症以上のアトピー性皮膚炎には効果が乏しいため，中等症以上のアトピー性皮膚炎の治療の選択肢にはなりにくい。そのため治療の鍵を握るのはステロイドの外用療法である。
　欧米の皮膚科教科書やアトピー性皮膚炎に対するガイドラインでは皮膚の炎症を抑えることができる強さのステロイドを使用すると記載されている。ところが日本ではステロイド外用薬を使用しても，①炎症を抑えることができない弱いステロイド外用薬を使用，②ステロイド外用薬の投与量が少ない，③ステロイド外用薬を保湿剤などで希釈して使用，④保湿剤を外用したあとにステロイドを使用（表2）など，世界のステロイド外用療法とは異なる外用療法が行われていることが多く，当科を受診した難治性となったアトピー性皮膚炎患者は，全例これらのステロイドの不適切治療を受けていた。
　ただしステロイドの不適切外用療法でも軽症のアトピー性皮膚炎には有効なこともあるため，軽症例は当科を受診しなかったかもしれない。しかし，中等症以上のアトピー性皮膚炎にはこれらの不適切なステロイド外用療法を行うと，治療効果が乏しいため，徐々に重症化して難治となることが多い。重症化を防ぐためにはアトピー性皮膚炎治療では炎症を抑えることができる強さのステロイド外用薬を使用することである。
　特に顔の皮疹に対しては，皮疹の重症度にかかわらず，ヒドロコルチゾン酪酸エ

表1 難治性アトピー性皮膚炎の改善がみられなかった外用薬

- 世界標準治療薬（ステロイドやタクロリムス）以外の外用薬
- 保湿剤
  - ヘパリン類似外用薬
  - ワセリン
- 尿素軟膏
- 抗真菌薬（ケトコナゾールなど）
- 非ステロイド性抗炎症外用薬
- 抗菌薬軟膏
- 消毒薬

ただし

- 軽症のアトピー性皮膚炎には不適切なステロイド外用療法やタクロリムスの外用でも有効なことがある
- 保湿剤はアトピー性皮膚炎が良くなったあとの維持療法や再発予防効果はあるかもしれない

表2 日本で行われている不適切なステロイドの外用療法

- 炎症を抑えることができない弱いステロイドの外用
- ステロイド外用薬を少量しか使用しない
- ステロイド外用薬を保湿剤などで稀釈して使用
  - 保湿剤を外用したあとにその上からステロイドを外用

ステル（ロコイド®）など弱いステロイドを使用するように洗脳されている日本の医師はきわめて多い。実は筆者も顔の皮疹に対しては，体に使用するステロイドよりも弱いものを使用していたことが多かった。

しかし難治となったアトピー性皮膚炎患者の治療経験から顔の皮疹に対しても，重症度に合わせた強力なステロイド外用薬を使用したほうが，早く寛解し，また再燃も少ないことが判明した。さらに顔の皮疹に対しては，ステロイドの経皮吸収が良いため，苔癬化が著しい体の皮疹より早く改善することもわかった。良くなった部位にはステロイドの外用を中止すれば，副作用もほとんどみられない。弱いステロイドを外用するとなかなか治らず，治療が長期に及ぶと，ステロイドの経皮吸収もあるので，ステロイドの副作用が出てくる可能性が高くなることをよく認識するべきである。

一方，日本で汎用されている保湿剤はアトピー性皮膚炎には効果がみられなかったが，アトピー性皮膚炎が良くなったあとの維持療法や再発予防効果は期待できるかもしれない。

重要!!
- アトピー性皮膚炎の治療には炎症を抑えることができる強さの(強力な)ステロイド外用薬をすべての皮疹(顔を含む)に使用する。
- 顔だからといってステロイドのランクを落とす必要はない。

4章

正しい外用薬の使い方

2 ステロイド外用療法

1 難治性アトピー性皮膚炎患者にみられる不適切な外用療法

　前述のように患者が難治性アトピー性皮膚炎になった主な原因は，不適切治療にある。世界の教科書や欧米のアトピー性皮膚炎のガイドラインを読めばわかるように，アトピー性皮膚炎の標準治療はステロイドとカルシニューリン阻害薬の外用である。ただしカルシニューリン阻害薬は中等度以上のアトピー性皮膚炎には効果が乏しいので，中等度以上のアトピー性皮膚炎にはやはり強力なステロイドの外用療法が適切である。

　しかし日本では，皮膚科学会などの講演会で言われているステロイドの不適切な外用療法（☞p133・表2），つまり減ステロイド療法や保湿剤療法が難治性アトピー性皮膚炎を生んだ最大の原因であると思われる。実際，日本では，欧米と比べて重症アトピー性皮膚炎患者が多い。つまり，日本で行われている減ステロイド療法は基本的にステロイド外用薬をあまり使わないという点で，脱ステロイド療法に近いものである。

　世界の皮膚科教科書やアトピー性皮膚炎のガイドラインにも記載されているように，適切な（強力な）ステロイドの外用療法を行えば，アトピー性皮膚炎が難治となることはない。しかし外用ステロイドに関しては，様々なfake newsやalternative factsが多く，今でもステロイドを忌避する人は多い。世間一般の人がこれらの情報に騙されるのは仕方がないのかもしれないが，医学教育を受け，しかも医師免許を持っている人でさえもステロイドを忌避する人がいる。

　ステロイドの外用は世界中のどの教科書をみてもアトピー性皮膚炎の標準治療薬である。どのような理由でステロイドを忌避するのか，いまだに理解できない。しかもステロイドの外用は行わないが，ステロイドの内服薬を平気で処方する医師もいる。そこで，釈迦に説法かもしれないが，ステロイド外用薬のことをもう一度詳しく述べることにする。

2 ステロイド外用薬は皮膚疾患に対し，drug delivery system にかなった理想的な薬剤である

　ステロイドは種々の炎症性疾患に使用されており，そのおかげで，膠原病や自己免疫疾患の予後が良くなっており，現在の医療に欠かせないものになっている。しかしステロイドの内服であると話は別である。ステロイドはターゲットとなる臓器だけでなく，健常な臓器にも吸収されるため，糖尿病，骨粗鬆症，中心性肥満，クッシング症候群などの全身的な副作用をきたすことがある（表1）。そのため，ターゲットとなる臓器だけに選択的に薬剤を投与し，ほかの臓器には薬効を及ぼさないような薬剤が開発された。具体的には気管支喘息に対するステロイド吸入であり，抗癌剤では全身的な副作用を軽減するために，選択的動注化学療法がある。

　アトピー性皮膚炎などの湿疹・皮膚炎では，治療の対象となるのは皮膚なので，病変部の皮膚だけにステロイドを投与すればよい。気管支喘息に対しても，気道だけにステロイドを投与するステロイド吸入療法が日本にも導入され，それまで高かった気管支喘息の死亡率が，ようやく先進国並みになった。つまりステロイドの局所投与は全身投与ではないので，表1のような全身的な副作用はほとんどみられない。そのためステロイド外用薬は，皮膚病変部位だけに外用する限りは，drug delivery system（DDS）にかなった理想的な薬剤である。

表1　ステロイドを全身投与した場合にみられる副作用

●ステロイド潰瘍	●高血圧	●多毛
●耐糖能異常	●精神症状	●ニキビ
●高脂血症	●視床下部・下垂体・副腎系抑制	●血栓症
●感染	●白内障	●低K血症
●肥満	●緑内障	●リンパ球減少など
●骨粗鬆症	●ミオパチー	

Column

■ drug delivery systemとは

　drug delivery system（DDS）とは，体内の薬物分布を量的・空間的・時間的に制御し，コントロールする薬物伝達システムのことである。つまりDDSは，薬剤を治療の対象となる臓器に選択的に投与することにより治療効果を高め，また治療の対象とならない臓器には薬剤が届かないようにして，副作用を軽減する理想的な薬物投与法である。DDSには表2のような方法があるが，このうち病変が皮膚に限局している皮膚疾患では経皮吸収薬がDDSに最も適した薬剤である。

表2 drug delivery system (DDS) の方法

- 薬物を含む粒子（リポソームやミセルの直径）によるデリバリーシステム
- 抗体などを用いたデリバリーシステム
- 徐放製剤
- 経皮吸収薬

重要!!
- ステロイド外用薬はアトピー性皮膚炎などの湿疹・皮膚炎の治療には，drug delivery systemにかなった理想的な薬剤である。

3 ステロイド外用薬の全身的な副作用

　ステロイド外用薬は皮膚にだけステロイドを投与する薬剤であるため，DDSにかなった理想的な薬剤である（表3）。しかしクロベタゾールプロピオン酸エステル（デルモベート®）軟膏のような強力なステロイド外用薬を，ほぼ全身に毎日長期間外用すると，ステロイドの経皮吸収があるため，ステロイドを内服した場合と同じような副作用を生じることがある。

　たとえば広範囲に皮疹がある乾癬患者をデルモベート®軟膏で治療すると，乾癬の皮疹は出没を繰り返すため，治療が長期に及び，1年ぐらいするとクッシング症候群を生じる患者はいる。しかしアトピー性皮膚炎では，炎症を抑えることができる強力なステロイド外用薬を皮疹部位だけに使用すれば，すぐに良くなるので，ステロイドの外用が長期に及ぶことはない。そのためアトピー性皮膚炎でクッシング症候群を起こした報告はない。

　ただしアトピー性皮膚炎が良くなったあともステロイドを外用し続けるプロアクティブ療法では，クッシング症候群を起こす可能性はある。

表3 ステロイド外用薬とは

- ステロイドは生体が産生する副腎皮質ホルモンの一種
- 全身投与であると，目的とする臓器以外にも薬効（副作用）が及ぶので，皮膚塗布部位にのみ薬効が及ぶようにしたもの

全身的な副作用がなく，皮膚だけに薬効を及ぼす理想的な皮膚治療薬

4 ステロイド外用薬による皮膚局所の副作用

① 毛囊炎，ニキビ様発疹

　　　　ステロイド外用薬は全身的な副作用がなくても，皮膚局所の副作用はある。最も多いのは，毛囊炎あるいはニキビ様発疹で，これをステロイド外用薬による副作用と気づいてステロイドの外用をやめれば，すぐに良くなるので，あまり問題となることはない（ただしあとの事例で示すように，ステロイド外用部位に生じた毛囊炎やニキビ様発疹をステロイド外用薬の副作用だと知らずに，ステロイドを外用し続けた医師がいる）。

② ステロイド皮膚症

　　　　そのほかのステロイドの外用で問題となる副作用は，皮膚の萎縮や毛細血管拡張で，顔にステロイドを外用していると酒皶様皮膚炎（欧米では口囲皮膚炎とかsteroid-induced dermatitisと呼ぶ）が生じることがある。この副作用は強いステロイドばかりでなく，弱いステロイドでも，ステロイドの外用が長期に及べば，みられる。早期に副作用と気が付き，ステロイドの外用を中止すれば，元に戻るが，長期にステロイドの外用が行われていると，元に戻らないことも多い。

　　　　このようにステロイド外用薬による局所の副作用は発症機序から主に2種類に分けて考えたほうが，その対処法もわかりやすいのでここでは表4のように分類する。ステロイド誘発性の毛包炎（毛囊炎）はニキビ様発疹とも呼ばれ，前章で述べているように難治性のアトピー性皮膚炎をデルモベート®軟膏で治療しているときにも頻度は少ないが，数パーセントの割合でみられた。これは強いステロイドを使用しているときに多くみられるようである。しかしステロイドの外用をやめることによってすぐにおさまるので，問題となることは少ない。

表4　ステロイド外用薬による皮膚局所の副作用

- 毛包炎（毛囊炎），ニキビ様発疹
  - ステロイドを健常皮膚に使用すると比較的短期間で生じる
  - 強いステロイドを外用していることが多い
  - ステロイドの外用をやめると速やかに軽快する
- いわゆるステロイド皮膚症（皮膚の萎縮や毛細血管拡張など）
  - ステロイドを長期に健常皮膚に外用しているとみられる
  - 弱いステロイドを外用していることが多い
  - ステロイドの外用をやめても，なかなか元に戻らない

③ 治療期間と副作用の関係

　しかし皮膚の萎縮や毛細血管拡張などのステロイド皮膚症は，強いステロイド外用をしたほうが多いという根拠はない。アトピー性皮膚炎などの湿疹・皮膚炎では強いステロイド外用薬で治療したほうがすぐに良くなるので，治療をやめることができるため，治療が長期に及ぶことはない。そのため皮膚の萎縮や毛細血管拡張などのステロイドによる皮膚局所の副作用は少ないようである。

　むしろステロイドの副作用が怖いということで，弱いステロイド外用薬で治療したり，ステロイドを保湿剤等で稀釈したりして使用していると，皮疹はなかなか良くならないため，ステロイドの外用が長期に及ぶことになる。弱いステロイドでも，保湿剤で薄めたステロイドでも，毛包脂腺系から経皮吸収されるため，外用が長期に及べば，ステロイドの皮膚局所の副作用は多くなると思われる。実際に皮膚の萎縮や毛細血管拡張は，弱いステロイドや保湿剤で薄めたステロイドを長期に使用している患者にみられることが多いが，強いステロイドを使用しているアトピー性皮膚炎患者では，皮膚の萎縮や毛細血管などの皮膚局所のステロイドによる副作用はほとんどみられなかった。また酒皶様皮膚炎になった患者は，いずれも弱いステロイドやタクロリムスを使用していた患者ばかりであった。

④ ステロイド稀釈と副作用

　さらにステロイドを稀釈しても，ステロイドの経皮吸収はあまり変わらないという動物実験データもある[1]ため，ステロイドの皮膚局所の副作用はステロイドを稀釈して使用してもあまり変わらないかもしれない（皮膚疾患に対する治療効果はかなり異なる）。さらにプロアクティブ療法を長期間行っていたアトピー性皮膚炎患者では，全身に皮膚の萎縮や毛細血管拡張がみられている。これらのことからステロイドの外用が長期に及べば，毛細血管拡張や皮膚の萎縮などのステロイド外用による皮膚局所の副作用はみられるようになると考えられる（表5）。

表5　皮膚の萎縮や毛細血管拡張がみられる患者

- アトピー性皮膚炎では
    - ステロイドを保湿剤で稀釈して皮疹部以外にも長期間外用している患者
    - 全身に保湿剤を使用し，その上から皮疹部位にステロイド外用薬を長期間外用している患者
    - プロアクティブ療法を長期間行っている患者
- 酒皶様皮膚炎では
    - 乾燥肌を含む顔の軽い湿疹病変にステロイド（通常は弱いことが多い）やタクロリムスを長期間外用している患者

⑤ 保湿剤使用と副作用

　　筆者が治療した難治性アトピー性皮膚炎患者では，皮膚の萎縮や毛細血管拡張などのいわゆるステロイド皮膚症は，ステロイドを保湿剤と混ぜてそれを全身に外用している患者や，保湿剤を全身につけてから，そのあとにステロイドを皮疹部位に外用するといったような治療を受けている患者に多くみられた。

　　つまりステロイドを皮疹部位だけに外用しても，その前に保湿剤を全身につけていると，ステロイドが保湿剤上で拡散して，健常皮膚にも影響を及ぼすからである。しかも保湿剤を先につけていると，ステロイドの経皮吸収が阻害され，アトピー性皮膚炎はなかなか良くならないため，ステロイドの外用が長期に及ぶ。

⑥ まとめ

　　ステロイドの外用が長期に及ぶと，健常皮膚に皮膚の萎縮や毛細血管拡張がみられるようになる。しかし炎症を抑えることができる強力なステロイド外用薬を使用すれば，アトピー性皮膚炎の皮疹はすぐに良くなるので，ステロイドの外用が長期に及ぶことはない。そのため皮膚の萎縮や毛細血管拡張などのステロイド外用による副作用が生じることはほとんどない。

　　このようにステロイド外用による皮膚局所の副作用は，ステロイドの強さではなく，ステロイドを外用した治療期間が大きく影響を及ぼしているようである。実際，中心性肥満やムーンフェイス，皮膚の萎縮などのステロイドによる副作用は，ステロイドの内服を長期間行っていると生じるが，ステロイドのパルス療法など，ステロイドの投与量が多くても，短期間の投与では，皮膚の萎縮や毛細血管拡張がみられることはほとんどないからである。

> **重要!!**
> ・ステロイド外用薬の主な副作用は毛嚢炎や皮膚の萎縮や毛細血管拡張があるが，皮膚の萎縮や毛細血管拡張は，ステロイドの強弱に関係なく，ステロイドの外用が長期に及べば，みられるようになる。

5 皮膚科専門医でも根拠なくステロイドの外用を忌避する人は多い

　　ステロイド外用薬を病変部につけると，湿疹・皮膚炎は良くなるので，こんなに早く良くなるのは怖い薬だからだとか，ステロイドの外用をしていると糖尿病，骨粗鬆症，中心性肥満，クッシング症候群などの全身的な副作用を生じたりするので使用するべきでないと，ステロイド内服による副作用をステロイド外用による副作用に置き換えて，ステロイドバッシングをする人がいる。

このように根拠なくステロイドを忌避する人は今でも多く，医師や薬剤師でも少なくない．ステロイドをつけると，こんなに早く治るから怖い薬だという発想はどこから来るのであろうか．早く治ればよいと考えるのが，世間の常識であるが，この常識が通じない裏事情が医療者側にあるのかもしれない．

　実際，ステロイド外用薬はvery strongまでしか使用せず，それでコントロールできなかったら，シクロスポリンを使用するという医師もいる．欧州のアトピー性皮膚炎のガイドラインを読めばわかることであるが，シクロスポリンは副作用があるので，その使用は限られており[2]，またその使用をやめるとすぐに再発するということで，よほどの事情がない限りシクロスポリンを使わないというのが，世界の皮膚科医の常識である．実際，米国では，シクロスポリンのアトピー性皮膚炎への適用を認めていない．どのような理由でシクロスポリンの内服のほうがstrongestのステロイド外用薬よりよいと言っているのであろうか．シクロスポリンは副作用もあるため，血液検査も必要となり，薬の値段も高くなってしまう．

　特に「デルモベート®軟膏は悪魔の薬だから，絶対使用してはいけない」という医師は多く，皮膚科専門医でもこのようなことを平気で言う医師もいる．その一方で，デルモベート®軟膏は使用しないが，ステロイドの内服を平気で行う医師もいるし，デルモベート®軟膏を使うくらいであれば，ステロイドのパルス療法のほうがよいと公言する医師もいる．このような発言は一体どのような根拠に由来するのか理解に苦しむ．皮膚科専門医であれば，少なくとも皮膚病に関する診断や治療についてはよく知っているはずである．知らなかったらFitzpatrickやRookなどの皮膚科教科書を読めば，アトピー性皮膚炎の第一選択薬はステロイド外用薬とカルシニューリン阻害薬の外用であると記載してあることがわかるはずである（ただしカルシニューリン阻害薬はstrongクラスのステロイド外用薬と同じ程度の治療効果を示すだけなので，中等症以上の皮疹には効果がないことが多い）．目の前にいる患者の苦しみや悩みを取り除くという医者としての良心がないのであろうか．

　ある外国の皮膚科専門医に聞いたところ，「一般の医師が湿疹・皮膚炎に，デルモベート®軟膏を使用したら，簡単に良くなるため，皮膚科医の存在価値がなくなる可能性がある．そのため皮膚科専門医以外はデルモベート®軟膏を使ってはいけないと教育している」という．つまりデルモベート®軟膏は，皮疹の程度を判定できる皮膚科専門医だけに許される治療手段であり，皮膚科専門医以外は使ってはいけないということのようである．

6 ステロイドバッシングの具体例

根拠がないステロイドバッシングがあるが，その主なものを以下に列挙する（表6）。

表6 ステロイド外用薬のバッシング例

- ステロイド外用薬を使用していると皮膚が黒くなる
- ステロイド外用薬を使用しているとアトピー性皮膚炎の皮疹が悪化する
  （アトピー性皮膚炎の悪化をステロイド外用薬のせいにする）
- ステロイド外用薬はタキフィラキシー（tachyphylaxis）を起こす
- ステロイド外用薬の使用をやめるとリバウンドがある
- ステロイド外用薬を使用し続けると廃人になってしまう

① ステロイド外用薬を使用していると皮膚が黒くなる？

　表皮に炎症が生じると，表皮細胞から種々のサイトカインやケモカインが誘導され，表皮メラノサイトが活性化され，メラニンが産生されるようになる。その結果，1カ月もすれば表皮に十分なメラニンが蓄積し，色素沈着が明瞭となる。これを炎症後色素沈着と言う。そのため，ステロイドで炎症を抑えると，紅斑の上に潜んでいた色素斑が目立つようになる。その後，治療により皮膚病変の炎症が治まると，サイトカイン，ケモカインの産生はなくなるため，活性化した表皮メラノサイトは休止期に戻る。そのため炎症後色素沈着はやがて消失する。日焼けや湿疹が治ったあとに，一過性の色素沈着がみられるのは，このようなメカニズムで説明されている。通常炎症後色素沈着は炎症後1カ月をピークとして，数カ月以内で消失するのが普通である。

　しかし皮膚炎が続くと，メラノサイトの活性化は止まらず，色素沈着の程度が増強する。さらに掻破などの刺激で表皮のメラニンが真皮に滴落すると，組織学的色素失調（真皮にメラノファージが存在）になる。こうなると色素沈着が消失することはない。

　また，皮膚を強く擦るなどの機械的刺激が続くと，真皮にケラチン由来のアミロイドが沈着するようになる。不適切治療を繰り返し受けていた成人のアトピー性皮膚炎患者にみられるやや紫色がかった赤黒い色素沈着（図1）は，このような機序で生じたものと考えられる。そのため，早期に治療を行えば，肌の色が黒くなることはないが，不適切な治療を繰り返して生じた色素沈着は，元に戻ることはない。

　いずれにせよステロイドの外用で色が黒くなることはない。炎症後色素沈着をステロイドの外用療法の副作用とするステロイドバッシングの1つとして利用されているのにすぎない。

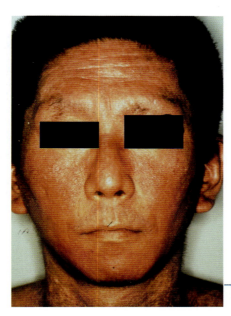

→図1 不適切な治療で赤鬼様顔貌を呈したアトピー性皮膚炎患者

② ステロイド外用薬を使用しているとアトピー性皮膚炎の皮疹が悪化する？（アトピー性皮膚炎の悪化をステロイド外用薬のせいにする）

　ステロイド外用薬を使用してはいけないというインターネットや医師の主張をみると，重症のアトピー性皮膚炎の皮疹を見せて，ステロイドを使用するとこのようになると，脅しているようである．つまり不適切治療で悪化したアトピー性皮膚炎患者が，少しでもステロイド外用薬を使用したことがあれば（今まで一度もステロイド外用薬を使用したことがない患者はほとんどいない），その原因をステロイド外用薬のせいにする．

　確かにアトピービジネスを行う人には，ステロイド外用薬を悪者にしないとビジネスが成立しないので，このような事実のすり替えを行っているのかもしれない．しかしよく考えると，炎症を十分抑えることができない弱いステロイドを使用したり，ステロイドを保湿剤などで薄めて外用するなどの不適切なステロイド外用療法を行っていることが，ステロイドバッシングを行う人に格好の口実を与えていることになっていることに気がつかなければならない．

　つまり絶対強いステロイドは使わないとか，ステロイドを保湿剤と混合したり，保湿剤と重層してステロイドを外用している医師は，ステロイドの外用を行っているつもりになっているのかもしれないが，ステロイド外用薬を使用しても良くならないということを患者に実感させ，患者を脱ステロイド療法へ追いやっている．適切なステロイドの外用を行っていれば，アトピービジネスを助長することにはならないことに早く気づくべきである．

> **重要!!**
> - 不適切なステロイド外用療法（ステロイドを保湿剤で薄めたり，保湿剤と重層して使用）を行っている医師は，アトピービジネスに加担していることに気づくべきである。

③ ステロイド外用薬はタキフィラキシー（tachyphylaxis）を起こす？

タキフィラキシーは薬物の反復投与により効果が減弱することを言い，ステロイド外用薬ではそれが生じると言われている。しかし乾癬患者でステロイドの外用がタキフィラキシーを生じることは示されていないし[3]，欧州のアトピー性皮膚炎のガイドラインでも，それをサポートする証拠もないと言う[4]。

おそらくステロイド外用薬によるタキフィラキシー惹起説は以下のような経緯で信じられたと思われる。つまり炎症を十分に抑えることができない弱いステロイド外用薬を使用したり，ステロイドを保湿剤と混合して使用していると，皮疹が軽快しないため，搔破をやめることができず，皮疹が悪化することが多い。皮疹が悪化すると，炎症もひどくなり，皮膚の苔癬化もひどくなるので，今まで使用していたステロイドの効きはさらに悪くなる。そのためステロイド外用薬のランクを上げざるをえず，ステロイド外用薬はタキフィラキシーを起こすと信じられたのではないかと思われる。

つまりタキフィラキシーは中途半端，あるいは不適切なステロイド外用療法が原因と考えられる。最初から炎症を抑えることができる強さのステロイド外用薬を使用して，早く皮膚病変を良くすれば，タキフィラキシーと言われるようなことにはならない。

④ ステロイド外用薬の使用をやめるとリバウンドがある？

リバウンドとは薬物を中止した際に，元の症状よりも悪化することを言う。治癒しないうちに治療を中止すれば悪化するのはステロイドに限らず，どの薬でも当たり前で，それをリバウンドということはない。元の症状のレベルよりも悪化した場合にのみリバウンドと言う。

しかしリバウンドしたという患者をみてみると，ステロイドは使用しているが，弱いステロイドを使っていたり，保湿剤と混合した薬剤を使用したりするなど，不適切な外用療法を行っていた。このような不適切なステロイド外用療法を受けて，症状が残っている患者が，急にステロイドの外用を中止すると，いっきに皮疹の悪化がみられることがある。つまりアトピー性皮膚炎が良くなっていないうちに，治療を中止すれば，悪化するのは当たり前である。

しかし，皮疹の炎症を十分抑えることができるステロイド外用薬を多少べとつくぐらい1日2回外用すれば，軽快するので，良くなった部位にステロイドの外用をやめてもリバウンドはみられない。ステロイドの外用の中止は，皮疹が良くなり，痒みが消失した部位だけで，一部でも炎症や痒みが残っている部位があれば，その部位には外用を続けなければならない。

⑤ ステロイド外用薬を使用し続けると廃人になってしまう？

確かにデルモベート®軟膏ぐらい強力なステロイド外用薬を全身の皮膚にべたべたと何カ月も毎日外用し続けるとクッシング症候群を起こすことはあるが，廃人にはならない。実際にデルモベート®軟膏を毎日大量に外用し続けて，クッシング症候群になった重症の尋常性乾癬患者がいるが，アトピー性皮膚炎ではない。

なぜならばアトピー性皮膚炎は，強力なステロイド外用薬で治療すれば良くなるので，ステロイド投与量は急激に減るからである。つまり，良くなった部位にはステロイドの外用を行わなければ，全身的な副作用はない。ステロイドの内服療法の副作用を外用療法の副作用に置き換える，アトピービジネスの口車に乗ってはいけない。

7 顔の皮疹にはステロイド外用薬を使用してはいけないのか

① 顔の皮疹にもステロイドをつけたほうがすぐ良くなる

「顔にはステロイドの外用をしてはいけない」と頑なに信じている皮膚科医で治療を受けている若い女性患者がいた。紅斑ばかりでなく鱗屑がひどくなり，会社にも行けなくなったため当科を受診した。このような患者にstrongクラスのステロイドを外用すると，2週間以内で良くなり，化粧もできるようになる（図2）。

このほかにも顔のびらんがひどくなり，化粧もできなくなった患者がいた。初診時には顔にびらんもあり，滲出液も付着していたが，strongクラスのステロイドを処方したところ，1週間後の再診時には良くなり，化粧をしてきたので，別人と間違えるほどであった。患者に聞くと外用後5日で良くなったので，そのあとはステロイドの外用をしていないと言う。

このように顔面に生じたアトピー性皮膚炎の皮疹に対してもステロイド外用薬は有効な治療法である。ステロイドは怖いからといって，ステロイド外用薬を使用しなかったり，ステロイドを保湿剤で薄めたり，弱いステロイド外用薬を使用すると，皮疹は良くならない。特に女性の場合は皮疹を化粧で隠し切れないと，外出を控えるようになり，引きこもりになってしまうこともある。

実際，重症の男性患者でも引きこもりになり，仕事をやめた患者もいた。引きこ

治療前　　　　　　　　　　　2回目（1週間後）

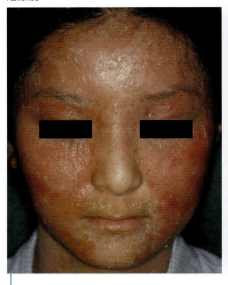 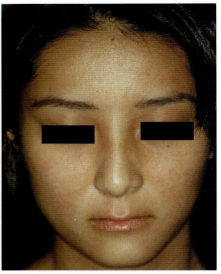

図2　不適切な治療で顔の皮疹が悪化して，会社にも行けなくなったアトピー性皮膚炎患者
ステロイドの外用2週間以内で顔の皮疹は良くなり，会社にも行けるようになった

もりになった重症アトピー性皮膚炎患者は，医療機関を受診することが少ないため，統計上はあまり注目されていないが，実際は不適切治療により重症となった多くの引きこもりのアトピー性皮膚炎患者がいると思われる。実際，自殺した患者もいる。

② 今まで日本で行われていた顔の皮疹に対する治療（表7）

いずれにせよアトピー性皮膚炎患者で顔にも皮疹がある場合は，皮疹の程度に合わせ，炎症を抑えることができる強さのステロイドを使用すべきである。しかし日本では，「顔にはステロイドの外用は危険」ということで，根拠がないまま非ステロイド性抗炎症薬（NSAIDs）が使われてきた。しかしNSAIDsの外用薬では軽快しないばかりでなく，悪化する症例も多い。そして今やNSAIDs外用薬は副作用があることがわかり，湿疹・皮膚炎の治療に行うべきではないとの勧告が出され，一部のNSAIDs外用薬は発売中止になった。

また，ステロイドを使用する場合でも，顔はステロイドの経皮吸収が高いので，ヒドロコルチゾン酪酸エステル（ロコイド®）を使用するべきだとの教育が幅広く日本全土で行われている。しかしロコイド®であっても経皮吸収があり，長期に使用すれば，皮膚の萎縮や毛細血管拡張がみられる。ロコイド®だから安心という根拠はない。

また最近は，タクロリムス（プロトピック®）はステロイドと比較して経皮吸収が

少ないので，顔の皮疹にはプロトピック®がよいと宣伝されているが，プロトピック®でも長期に使用すれば，酒皶様皮膚炎を起こすし，中等症以上の湿疹病変には治療効果が乏しい．治療効果が乏しいと長期に外用を続けなければならないため，副作用が生じる可能性が高くなる．

日本でアトピー性皮膚炎患者の顔面の皮疹に対して，今まで行われていた主な治療を表7に示す．これらの治療で軽症であれば良くなることもあるが，そうでなければ良くならない．軽快しなければ掻き壊すことによって，赤鬼様顔貌になると考えられる．

表7 顔の皮疹に対し，日本でよく行われていた治療

- アトピー性皮膚炎では
    - NSAIDsの外用
    - ヒドロコルチゾン酪酸エステル（ロコイド®）を中心とする弱いステロイド
    - 保湿剤で薄めたステロイド
    - タクロリムス（プロトピック®）
        → 赤鬼様顔貌となる
- 乾燥肌を含む軽い湿疹病変では
    - ステロイド（通常は弱いことが多い）やタクロリムスを外用
        → 酒皶様皮膚になる

③ 難治性アトピー性皮膚炎患者における顔面の皮疹の治療でわかったこと

実際に筆者が治療した難治性のアトピー性皮膚炎では，当初は体には強力なステロイド外用薬を使用し，顔にはプロトピック®の外用を行ったところ，体の皮疹は数週間以内に寛解状態となったが，顔の皮疹にはあまり改善がみられなかった患者が多い（図3）．その結果，炎症を抑えることができる強さのステロイド外用薬に変更せざるをえず，それで最終的に顔の皮疹も寛解にもっていくことができた症例も少なくない．

そのほか重症の顔の皮疹に対してvery strongのステロイドを使用したところ，strongestのステロイドを外用した体の皮疹は2～3週間で寛解したが，顔のほうはさらなる治療期間を要した症例も少なくない（図4）．

そのような経験があったので，その後は顔の皮疹に対しても，重症であればデルモベート®軟膏を使用したところ，2～3週間以内に寛解状態にすることができ，体の皮疹よりも短期間で寛解状態にもっていくことが可能であった．

④ ステロイド外用薬を顔に使用すると酒皶様皮膚炎になるのか

顔にステロイドを外用すると酒皶様皮膚炎を起こす懸念がある．しかし筆者は，今までアトピー性皮膚炎で酒皶様皮膚炎を起こした患者を見たことがないので，ア

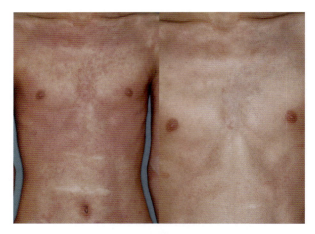

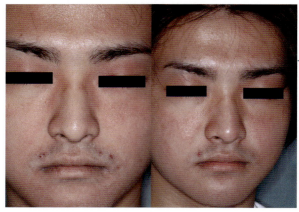

図3 難治性アトピー性皮膚炎患者の当科での治療経過

上図：体の皮疹の治療前と治療1週間後
下図：顔の皮疹の治療前と治療1週間後
体には強力なステロイド外用薬を使用し，顔にはプロトピック®の外用を行ったところ，体の皮疹は1週間で寛解状態となったが（上図），顔の皮疹にはあまり改善がみられなかった（下図）。そのため，顔にもvery strongのステロイド外用薬を使用し，寛解にもっていくことができた

トピー性皮膚炎で酒皶様皮膚炎を起こすことはほとんどないと考えられる。

酒皶様皮膚炎を起こした患者は，先にも述べているように乾燥肌などで軽度の紅斑などの肌トラブルのために，顔にステロイドやタクロリムスを外用していた患者である[5]。しかも使用していたステロイドは弱いランクのステロイドで，strong以上の強いランクのステロイドを使用している患者はいなかったので，ステロイドの強弱は酒皶様皮膚炎の発症にはあまり関係ないと思われる。

また，ステロイドやタクロリムスの使用期間は短かったが，その使用を繰り返していた症例が多かった。つまりステロイドやタクロリムスの使用期間が短くても，それを繰り返し使用していると，酒皶様皮膚炎を起こすことが多いことがわかった。またニキビダニに有効な薬が酒皶様皮膚炎の治療に有効なことから，酒皶様皮膚炎の多くはステロイドやタクロリムスによって増加したニキビダニが悪化因子となって生じたと考えることができるかもしれない（酒皶様皮膚炎に関しては4章-4でもう一度述べる）。

一方，アトピー性皮膚炎を含む湿疹・皮膚炎では炎症を抑えることができる強さ

初診時 　　　　　　　　　　　2回目（1週間後）

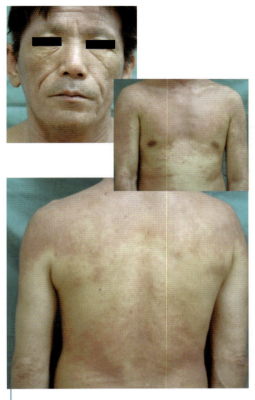
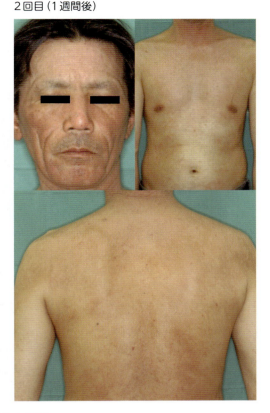

図4 難治性アトピー性皮膚炎患者の当科での治療経過
左図：治療前，右図：治療1週間後
顔にはベタメタゾン酪酸エステルプロピオン酸エステル（アンテベート®）軟膏，体にはデルモベート®軟膏を外用し，治療開始1週間後にはかなり改善したが，まだ軽い紅斑が残っている部位は，そのまま同じステロイド軟膏を外用させ，治療2週間後には体のほうは寛解状態となった。顔にはアンテベート®軟膏を使用したが，デルモベート®軟膏と比べ治療効果が悪く，寛解状態にもっていくのに3週間を要した

のステロイド外用薬を使用すれば，皮疹はすぐ良くなるので，治療を中止できる。そのためステロイドの外用を頻繁に繰り返すことはない。

　ただし，プロアクティブ療法の場合は，アトピー性皮膚炎が軽快したあともステロイドやタクロリムスの外用を続ける治療法なので，顔に外用を続けると酒皶様皮膚炎を起こす可能性がある。アトピー性皮膚炎患者でみられる顔のトラブルは，酒皶様皮膚炎ではなく，赤鬼様顔貌である。これは顔の病変に表7のような治療を行っていると，軽快しないため掻破をやめることができず生じたものと考えられる。

　酒皶様皮膚炎は，軽度の紅斑や乾燥肌などの肌トラブル（炎症症状が乏しい皮疹）に対し，ステロイドやタクロリムスを外用した患者に多い。確かにステロイドやタクロリムスを顔に使用すると，すぐに皮疹は改善するが，肌トラブルは生活習慣を変えない限り繰り返すため，断続的にステロイドやタクロリムスの外用を繰り返す

ことになる。その結果ニキビダニを増加させ，酒皶様皮膚炎を起こすのではないかと思われる。

　つまり酒皶様皮膚炎は，治療薬を使用するほどの炎症がない顔の乾燥肌に対し，スキンケア目的でステロイドやタクロリムスの使用を繰り返していた人に生じることが多く，アトピー性皮膚炎では不適切治療による赤鬼様顔貌が多い。

> **重要!!**
> - 顔の皮疹に対しても皮疹の重症度に応じた強さのステロイド外用薬を使用するべきである。
> - 顔に生じた乾燥肌などの肌トラブルに対しては，ステロイドやタクロリムスなどの治療薬の外用をむやみに行うべきではない。このような場合は生活習慣を見直す必要がある。

8 ステロイドとカルシニューリン阻害外用薬の比較（表8）

　アトピー性皮膚炎の第一選択薬はステロイド外用薬とカルシニューリン阻害薬の外用である。日本で使用できるカルシニューリン阻害薬はタクロリムスで，strongクラスのステロイドとほぼ同じ強さなので，中等症以上の皮疹には効果がないことが多い。

　一方，海外ではカルシニューリン阻害薬にはタクロリムス（プロトピック®）とピメクロリムス（エリデル®）がある。ただし，ピメクロリムスはタクロリムスよりも治療効果が弱いため，日本では発売されなかった外用薬である。

表8　ステロイド外用薬とカルシニューリン阻害外用薬の比較

	ステロイド外用薬	カルシニューリン阻害薬
日本で使用できるもの	多数	タクロリムスのみ
種類	多種類	1種類
対象となる皮疹の重症度	軽症〜重症	中等症以下
経皮吸収	毛包脂腺系を介して吸収	少ない
副作用	毛包炎，酒皶様皮膚炎	皮膚の灼熱感や瘙痒感，酒皶様皮膚炎
長期使用による将来の懸念	皮膚の萎縮や毛細血管拡張，強いものはクッシング症候群	悪性腫瘍
対費用効果	安価	高価

表9 ステロイド外用薬の種類と強さの分類

ステロイドの強さ	濃度と一般名	代表的な商品名	剤型
I群 [strongest]	0.05%クロベタゾールプロピオン酸エステル	デルモベート®, ソルベガ®, グリジール®	軟膏・クリーム
	0.05%ジフロラゾン酢酸エステル	ジフラール®, ダイアコート®	軟膏・クリーム
II群 [very strong]	0.05%ジフルプレドナート	マイザー®	軟膏・クリーム
	0.1%モメタゾンフランカルボン酸エステル	フルメタ®	軟膏・クリーム・ローション
	0.1%ジフルコルトロン吉草酸エステル	ネリゾナ®	ユニバーサルクリーム・クリーム・ソリューション
	0.05%ベタメタゾン酪酸エステルプロピオン酸エステル	アンテベート®	軟膏・クリーム・ローション
	0.05%フルオシノニド	トプシム®	軟膏・クリーム・Eクリーム・ローション
	0.1%酪酸プロピオン酸ヒドロコルチゾン	パンデル®	軟膏・クリーム・ローション
III群 [strong]	0.1%デキサメタゾンプロピオン酸エステル	メサデルム®	軟膏・クリーム
	0.025%ベクロメタゾンプロピオン酸エステル	プロパデルム®	軟膏・クリーム
	0.3%デプロドンプロピオン酸エステル	エクラー®	軟膏・クリーム・ローション
	0.12%ベタメタゾン吉草酸エステル	ベトネベート®, リンデロン®	軟膏・クリーム, V軟膏・Vクリーム・Vローション
	0.12%デキサメタゾン吉草酸エステル	ボアラ®	軟膏・クリーム
	0.025%フルオシノロンアセトニド	フルコート®	軟膏・クリーム
IV群 [medium]	0.3%プレドニゾロン吉草酸エステル酢酸エステル	リドメックスコーワ®, スピラゾン®	軟膏・クリーム・ローション
	0.1%ヒドロコルチゾン酪酸エステル	ロコイド®	軟膏・クリーム
	0.05%クロベタゾン酪酸エステル	キンダベート®	軟膏
	0.1%アルクロメタゾンプロピオン酸エステル	アルメタ®	軟膏
	0.1%トリアムシノロンアセトニド	レダコート®	軟膏・クリーム
V群 [weak]	0.5%プレドニゾロン	プレドニゾロン®	クリーム
	2.5mg混合死菌浮遊液・ヒドロコルチゾン配合	エキザルベ®	軟膏

カルシニューリン阻害外用薬は健康な皮膚からの経皮吸収がステロイドより少ないことから，日本ではもっぱら顔の皮疹に用いられることが多い。一方ステロイド外用薬にはいろいろな強さのステロイドがあるため（表9），皮疹の重症度に応じて使い分けができる。しかしカルシニューリン阻害薬は海外では2種類，日本では1種類しかないので，皮疹の重症度に応じた使い分けができない。

　また，アトピー性皮膚炎に対するステロイドとカルシニューリン阻害薬の治療効果の比較試験では，両者ともアトピー性皮膚炎に有効であるが，カルシニューリン阻害薬は値段が高く，また皮膚の灼熱感や瘙痒感などの副作用があるため，ステロイド外用薬のほうがアトピー性皮膚炎治療に推奨されるということがsystematic reviewやmeta-analysisの結論になっている[6]。

重要!!
- 対費用効果や副作用の点でカルシニューリン阻害薬よりはステロイド外用薬のほうがよい。

文献

1) 大谷道輝，他：ステロイド軟膏と保湿剤の併用による塗布順序が及ぼす局所および全身性副作用への影響．日皮会誌．2013；123(14)：3117-22．
2) Ring J, et al：Guidelines for treatment of atopic eczema (atopic dermatitis) Part II. J Eur Acad Dermatol Venereol. 2012；26(9)：1176-93．
3) Miller JJ, et al：Failure to demonstrate therapeutic tachyphylaxis to topically applied steroids in patients with psoriasis. J Am Acad Dermatol. 1999；41(4)：546-9．
4) Taheri A, et al：Tachyphylaxis to topical glucocorticoids；what is the evidence? Dermatol Online J. 2013；19(7)：18954．
5) 武岡伸太郎，渡辺晋一，他：酒皶様皮膚炎に対するメトロニダゾール内服療法の治療効果の検討．臨皮．2015；69(9)：701-6．
6) Broeders JA, et al：Systematic review and meta-analysis of randomized clinical trials (RCTs) comparing topical calcineurin inhibitors with topical corticosteroids for atopic dermatitis：A 15-year experience. J Am Acad Dermatol. 2016；75(2)：410-19．

4章

正しい外用薬の使い方

③ 正しい外用方法

これまでの症例で難治性アトピー性皮膚炎になった最大の原因は，治療薬の選択を間違えていることであるが，中には外用手順を間違えているものも少なからずあったので，難治性アトピー性皮膚炎患者が受けていた外用方法の検証を行う。

1 外用薬は直接皮膚につける

外用薬は直接皮膚につけて薬効を発揮するもので，わざわざ皮膚をほかの外用薬で覆ってから治療薬を使用するという方法は世界に類をみない。たとえばステロイドなどの外用治療薬を使用する前に保湿剤で皮膚を覆っては，肝心の治療薬の浸透が悪くなるからである。また，痤瘡発症の一要因としては毛穴の閉塞があるので，毛穴を閉塞するemollientは痤瘡を悪化させる（表1）。

具体的には，ニキビ（尋常性痤瘡）治療薬であるアダパレン（ディフェリン®）の日本のパンフレットには，洗顔後保湿剤（最近は保湿剤の中身を化粧水，乳液などとしている）を使用し，その後ディフェリン®を外用すると記載してある（図1）。そして保湿剤を使用する理由は，ディフェリン®には皮膚刺激があるため，ディフェリン®の使用を継続してもらうために保湿剤を使用すると述べている。つまりニキビを治すためではなく，ディフェリン®の継続使用のため（ディフェリン®や保湿剤の売り上げを伸ばすため）に保湿剤を使用するということである。ディフェリン®を使用する前に保湿剤で毛穴を埋めてしまっては，何のために洗顔したのかがわからない。

表1 治療薬の外用手順

- 外用薬は直接皮膚につけて薬効を発揮するもので，わざわざ皮膚をほかの外用薬で覆ってから治療薬を使用するというのは世界に類をみない
- ステロイドなどの外用治療薬を使用する前に保湿剤で皮膚を覆っては，肝心の治療薬の浸透が悪くなる
- Emollientを使用すると痤瘡は悪化する
- 皮膚の汚れを軽く洗浄し，皮膚をある程度乾燥させてから，治療薬を直接皮膚につける

ただし乾燥肌のスキンケアのためにemollientを使用する場合は，皮膚の水分を逃がさないために，多少の湿り気が残っているうちに外用したほうがよい

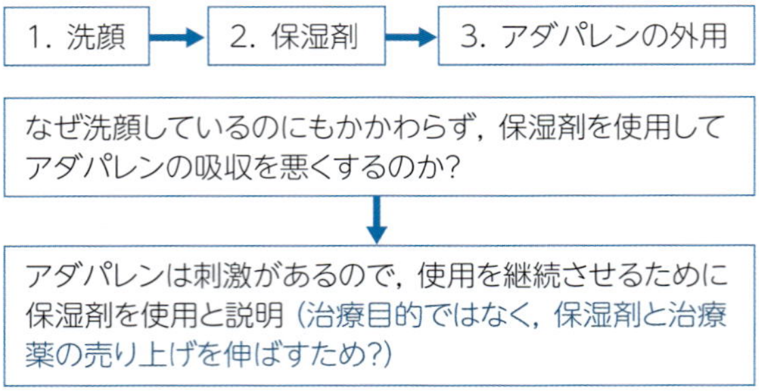

```
1. 洗顔 → 2. 保湿剤 → 3. アダパレンの外用
```

なぜ洗顔しているのにもかかわらず，保湿剤を使用してアダパレンの吸収を悪くするのか？

↓

アダパレンは刺激があるので，使用を継続させるために保湿剤を使用と説明（治療目的ではなく，保湿剤と治療薬の売り上げを伸ばすため？）

図1 メーカーが指導しているアダパレンの使用法

　痤瘡治療の第一人者であるGollnick教授も首をかしげていたし，韓国の痤瘡治療の第一人者であるSuh教授も洗顔後ディフェリン®を外用し，乾燥を防ぐためには，その後20〜30分してから保湿剤（moisturizer）を使用すると言う。また米国の皮膚科学会のAcneNetでもインターネット上でニキビ患者向けの情報を発信しているが（表2）[1]，洗顔後，水気をとってから，最初にニキビ治療薬を外用すると記載している。もちろん治療薬を外用したあとに，必要であれば化粧水などの保湿剤を使用してもよいとしている。またニキビ治療に限らず，湿疹・皮膚炎に対しても，米国の皮膚科学会のホームページでは，皮膚の洗浄後，ある程度皮膚を乾燥させてから，治療薬を直接皮膚につけるように指導している（表3）[2]。

　ただし乾燥肌のスキンケアのためにemollientを使用する場合は，皮膚の水分を逃がさないために，多少の湿り気が残っているうちに外用したほうがよいと思われる。ただしこれは乾燥肌のスキンケアのためで，皮膚疾患の治療の場合とは異なる。つまり皮膚病変部位に治療薬をつける場合と，スキンケアとして乾燥肌にemollientをつける場合では使用方法が異なる。もちろんスキンケア用品と治療薬の外用の対象となる皮膚病変はまったく異なり，前者は正常皮膚で後者は皮膚病変である。

重要!!
- 外用治療薬は直接皮膚につける（保湿剤をつけてから治療薬をつけることはない）。
- 保湿剤を皮膚病変に使用してはいけない。つけるのであれば，炎症症状がないところで，emollientは乾燥肌，moisturizerは脂性肌が対象となる。

表2 米国皮膚科学会のAcneNetにあるニキビ患者向けの情報

How to choose makeup, moisturizer, and sunscreen

> Many acne patients are surprised to learn that they can wear makeup. They are often even more surprised to learn that moisturizer and sunscreen are okay to use while treating acne. Here's what dermatologists tell their patients who want to use these products while treating acne:
>
> - Choose oil-free products.
>   The label may say "oil-free," "noncomedogenic" or "won't clog pores."
>   It is important to know that even when a product says "oil-free," it may not prevent breakouts. You may have to experiment with different oil-free products before you find one that works for you.
> - Apply acne medication first.
>   Here is the order that dermatologists recommend:
>   1. Gently wash your face.
>   2. Apply acne medication. If the medication stings or burns your skin, wait 5 to 15 minutes after washing your skin before applying the acne medication.
>   3. Apply moisturizer/sunscreen.
>   4. Apply makeup. If you have trouble finding makeup that can be used with acne medication, consult a dermatologist.

（日本語訳）どのような化粧，保湿剤，サンスクリーン剤を選択するか

> 化粧をしてもよい。ニキビ治療中に保湿剤 (moisturizer) やサンスクリーン剤を使用してもよい
> - オイルフリー，ノンコメドジェニック，毛穴を詰まらせないとの表示があるものを選ぶが，種類が豊富なので自分に合ったものを選ぶことが重要
> - ニキビ治療薬を最初に使用する
>   以下に皮膚科医が推薦する治療の順番を記載する
>   1. やさしく顔を洗う
>   2. ニキビ治療薬を使用。ニキビ治療薬で刺激があった場合はニキビ治療薬を塗る前に洗顔後5分から10分待ってからニキビ治療薬を塗る
>   3. 保湿剤 (moisturizer) やサンスクリーン剤を使用
>   4. 化粧する。もし化粧のトラブルがあったら，皮膚科医に相談する

（文献1より引用）

表3 米国皮膚科学会によるアトピー患者治療のヒント

Eczema tips to help children feel better

SCHAUMBURG, Ill. (Dec. 11, 2012) —Most children's atopic dermatitis, often called eczema, does not have a clear cause, such as an allergy, dermatologists say most eczema will improve with good skin care. Research shows that by treating the eczema, the better the skin can function.

> If your child has medicine that you apply to the skin, apply medicine when your child's skin is almost dry and use the medicine as directed.
>
> 外用薬を使用する場合は，皮膚がほぼ乾燥してから，医薬品を直接皮膚に外用する

（文献2より引用）

2 外用回数

ステロイドの外用回数は，炎症を完全に抑えることができるステロイド外用薬であれば，1日2回で十分である（表4）。1日1回であると，炎症を完全に抑えることができず，瘙痒が続くため，ステロイドの外用が長引き，ステロイドの局所の副作用が生じる可能性がある。またステロイドを1日に何回もつけさせるのも，患者のコンプライアンスを考えるとよくない。普通の人は1日に2回の外用がやっとであるからである。

表4　ステロイドの外用回数と投与量

- ステロイドの外用回数は，炎症を十分抑えることができるステロイド外用薬であれば，1日2回で十分である
- 皮疹がある部位にはすべて外用しなければならないが，健常皮膚には使用してはいけない
- 多少べとつくぐらい（ティッシュペーパーがつくぐらい）つけるように指導するのがよい

1日1回や少量であると，炎症を十分抑えることができず，瘙痒が続くため，治療が長引き，ステロイドの副作用が出てくる可能性がある

重要!!
- 炎症を十分抑えることができる強さのステロイド外用薬を1日2回外用する。

3 投与量

ステロイド外用薬は皮疹がある部位にはすべて外用しなければならないが，健常皮膚には使用してはいけない。もちろん皮疹部位から多少周りにはみ出てもかまわない。問題は投与量である。よく薬局や医師から「ステロイドは怖い薬だから薄くのばして使用するように」と指導されている患者がいる。

また，海外ではステロイドチューブ軟膏を成人の人差し指の指先から第一関節までの範囲に出した軟膏の量（図2）を1FTU（1 finger tip unit）と呼び，1FTU＝0.5gであるため，これを大人の手（手のひらと手指腹）2枚分の面積に塗布するのが投与量の目安とされている。そしてこの1FTUの概念が日本でも盛んに学会などの講演で提唱されているが，この概念は海外のように大きなチューブを使用する国に当てはまることで，日本で汎用されている5gチューブのステロイド外用薬の場合は，1FTU＝

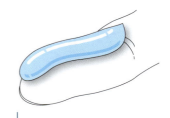

図2　1 finger tip unit

0.5gではない．日本の5gチューブの1FTUは製品によって口径が多少異なるが，0.25〜0.31gである．したがって患者には多少べとつくぐらい（ティッシュペーパーがつくかつかないぐらい）つけるように指導するのがよい（表5）．

しかし実際は，薄くのばしてつけるように指導されている患者が非常に多い．このような患者はステロイドをつけているのにもかかわらず，良くならないことが多いので，使用しているステロイドの種類だけでなく，塗布方法や使用量の問診も詳しく行うべきである．

もちろんステロイド軟膏のべとつきを嫌って，あまりつけない患者もいるし，1人暮らしのため，背中の皮疹にはステロイドを外用できない人もいる．このような人は，ステロイドの外用が中途半端になるため，なかなか良くならない．一部でも痒みが残っていると，掻くのをやめることができず，再燃を繰り返してしまうからである．このような患者は入院させ，外用薬の塗布方法の指導を行い，背中の皮疹も治療して掻かないようにすれば良くなり，寛解状態に持っていくことは難しくない．要は炎症をなくし，掻かないようにすれば，再燃することほとんどない．

表5 塗り方はどう指導したらよいか？

- 投与回数：1日2回で十分．1日1回では効果が半減する
- 投与量：大人の人差し指の第一関節までの長さ（1 finger tip unit：1 FTU）の軟膏がだいたい0.5gと言われ，この量で最低大人の手（手のひらと手指腹）2枚分位は外用できるとされているが，これは海外のように大きなチューブには当てはまることで，日本で汎用される5gチューブでは当てはまらない
- 日本の5gチューブの1FTUは製品によって口径が多少異なるが，0.25〜0.31gである

多少べとつく（ティッシュペーパーがつく）ぐらい外用する

重要!!
- 日本の5gチューブの1FTUは0.25〜0.31gぐらいなので，欧米の目安は当てはまらない．多少べとつくぐらい（ティッシュペーパーがつくかつかないぐらい）外用する．

4 外用期間

デルモベート®軟膏を外用しても良くならないと，紹介された患者がいた．その患者の治療内容をみると，最初の3日間はデルモベート®軟膏を使用し，その後は数日おきにvery strong，そしてstrongとステロイド外用薬の強さを落として治療されていた．つまり皮疹の改善とは無関係に，ステロイドの強さを数日おきに弱い

ものに変えて治療されていた。患者も最初の薬はよく効いたが，その後は効かなくなったと言っていた。

　このように皮膚病変の炎症症状がおさまっていないうちに，弱いステロイド外用薬に変更すると，症状はぶり返す。皮膚科専門医であれば，皮疹が良くなったか，まだ存在するかはよくわかるはずである。皮疹に対してはあくまでも炎症を抑える強さのステロイド外用薬を皮疹部位すべてに外用し，ステロイドの外用をやめるのは，炎症がなくなり，痒みが消失した部位だけである。そうすることによって，ステロイドの投与量が減り，ステロイドを減量したことになる。一部でも痒い部位が残っていると，そこの部位の掻き壊しをやめることができず，そこから皮疹が再燃，拡大することが多い。ステロイドの外用薬のランクを落とすのではなく，皮膚症状の改善に合わせて外用する面積を減らすのが正しい投与法である（表6）。

表6　外用療法中の注意点

- 皮膚病変の炎症症状が十分おさまらないうちに弱いステロイド外用薬に変更すると，皮疹はぶり返す
- 炎症を抑える強さのステロイドを皮疹部位すべてに外用する
- ステロイドの外用をやめるのは，炎症がなくなり，痒みが消失した部位だけである

一部でも痒い部位が残っていると，その部位の掻き壊しをやめることができず，再びそこから皮疹が再燃，拡大するからである

重要!!
- 治療薬は皮疹部位だけに外用する。
- 炎症がなくなり，痒みが消失した部位にはステロイドを外用しない。
- 治療を中止するのは，炎症がなくなり，痒みが消失した部位だけである。
- 良くなったからといって，ステロイドのランクを落としてはならない。
- 一部でも皮疹が残っている場合は，ステロイドのランクを落とすことなく，皮疹部位だけにステロイドの外用を続ける。

■ 文　献

1) 米国皮膚科学会 AcneNet [https://www.aad.org/public/diseases/acne-and-rosacea/acne]
2) 米国皮膚科学会ウェブサイト [https://www.aad.org/media/news-releases/eczema-tips-to-help-children-feel-better]

4章

正しい外用薬の使い方

4 ステロイドを使用しても，良くならないときに考えること

　筆者のところには大学病院を含む皮膚科での治療を受けているにもかかわらず，軽快せず，難治性となった患者が多く来院する．本書はアトピー性皮膚炎の本なので，主にアトピー性皮膚炎に関する記載を行うことになっているが，ほかの皮膚疾患に対しても，教科書通りの治療をしても，治療に反応しない患者は少なくない．

　このような患者に対し，皮膚病はなかなか治らないからと言い訳をする前に，詳細な診察を行うことによって，治らない原因を特定し，治癒させることは可能であることが多い．血液検査や皮膚生検ではなく，詳しい問診と患者の皮疹の詳細な観察をするだけで患者の悩みが解決され，疾患が治ることも，また多い．高血圧や糖尿病などの内科疾患と異なり，白癬にしても，湿疹・皮膚炎にしても，皮膚疾患の多くは治すことが可能である．

　そこで，全国の皮膚科医に少しでも参考になればと思い，皮膚科で治療を受けているが改善しないということで当科を受診した患者の中から，簡単な問診と皮疹の観察をするだけで治癒しえた症例をいくつか紹介する．またステロイドを外用しても治療に反応しない場合に，考慮すべきことを表1に記載する．

表1　湿疹・皮膚炎（アトピー性皮膚炎を含む）にステロイドを使用しても良くならない原因

- 不適切なステロイドの外用療法
    - ①弱いステロイド，②ステロイドを保湿剤で稀釈，③保湿剤と重ね塗り
- 診断の間違い
- 何か原因がある（接触皮膚炎など）
- 患者自身が掻くなどの機械的刺激を繰り返す
- 患者の生活習慣（手洗いや洗髪など）
- 患者が指示通りの治療をしない（薬剤師や医師の指示によることもある）
- 副作用と湿疹を区別できない
    - ステロイド痤瘡を湿疹の悪化と考える

1 ステロイド軟膏を保湿剤などと混合，あるいはほかの外用薬と重ね塗りをしていないか？

自然に軽快するアトピー性皮膚炎や湿疹・皮膚炎の軽症例では，ステロイド外用薬を保湿剤で稀釈しても，保湿剤と重層しても，良くなることが多いかもしれない。しかし中等症以上のアトピー性皮膚炎患者では，治療効果が乏しいことが多く，悪化することも少なくない。このようなステロイド外用薬の使い方は，結局弱いステロイドを使用することと同じことになり，なかなか痒みがとれない。痒みがとれないと，掻破を繰り返し，悪化することが多い。実際にステロイド外用薬を使用してもなかなか良くならない患者の多くは，ステロイドの不適切な外用療法を受けていることが多い（**表2**）。

表2　不適切な外用療法

- 弱いステロイドを外用
    - 眼科用のステロイドを皮膚に外用
    - 小児用のタクロリムス（プロトピック®）軟膏を成人に使用
- ステロイドの使用量が少ない
- ステロイドを保湿剤などで混合
- 保湿剤を使用してからステロイドを外用

Strongestのデルモベート®とvery strongのアンテベート®では治療効果はまったく異なる

実際，ある大学病院で治療されていた手湿疹の患者がいた。みると手のひらに手術創がある。なぜかというと，なかなか良くならないため，診断のために皮膚生検を受けたということである。それでも良くならないため，今度はパッチテストを行うと言われ，そこで患者は心配になり，筆者の治療を求めて来院したわけである。

臨床症状は典型的な手湿疹で，皮膚生検の結果も異汗性湿疹となっていた。そこで，どのような治療を受けていたのかをみると，very strongクラスのステロイド軟膏を最初ヘパリン類似物質軟膏と半々に混合して使用していた。なかなか良くならないため，次は同じステロイド軟膏をワセリンと半々に混合していた。それでも良くならないため，次は同じステロイド軟膏を亜鉛華軟膏と半々に混合して使用していたことがわかった。

当科ではクロベタゾールプロピオン酸エステル（デルモベート®）軟膏を1日2回多少べとつくぐらい外用するように指導したところ，たった1週間でほぼ治癒し，患者は大変喜んでいた。なぜこのような不適切な治療を大学病院で行っていたのかは不明である。何回も受診させ，再診料や処方箋料，検査料を稼ぐためにこのような治療を行ったのか，患者からの生検材料が欲しかったためなのか，あるいはパッチテストをしたかったのか，その理由はわからない。いずれにせよ患者のためにはならないことは確かである。

もちろん強いステロイドを使用しても，保湿剤などと重ね塗りをするとステロイド軟膏が稀釈されるため，治療効果が落ちる。特に皮膚科学会の講演会などで推奨

されている保湿剤を全身の皮膚に塗ってから，皮疹だけにステロイドを外用する治療法は，ステロイド軟膏の経皮吸収が阻害され，治療効果が落ちるばかりでなく，ステロイド軟膏が保湿剤の上に乗り，健康な皮膚にも拡散することになる。実際このような治療を受けている人には，皮疹がない健常皮膚に皮膚の萎縮や毛細血管拡張などの，いわゆるステロイド皮膚症がみられる患者が少なくない。

2 診断は間違っていないか？

近医で半年間ステロイド外用薬や保湿剤で治療されていたが軽快せず，当科を紹介された患者がいた。診察すると顔全体に丘疹や膿疱があり，酒皶様皮膚炎のようにみえたため（図1），無治療で1週間後に再受診させたところ，痒みが余計にひどくなり，顔全体から頸部にかけて環状紅斑がみられた（図2）。辺縁の皮疹から直接鏡検を行ったところ，真菌が陽性であったため，顔面白癬であることがわかった。ステロイドの外用により白癬の炎症が抑えられ，白癬特有の環状紅斑が目立たなかったわけである。経口抗真菌薬の内服を数週間行ったところ，半年間悩んでいた皮膚病変は消失した。

同様な患者はほかにもいる。図3の患者は1年近く様々な外用療法を受けているのにもかかわらず，顔面の痒みが消失しなかったため，ここ数カ月はd-クロルフェニラミンマレイン酸塩・ベタメタゾン配合（セレスタミン®）を処方されていた。それでも良くならないため，筆者のところを受診した。正面からみると，はっきりした皮疹は目立たなかったが，非常に痒がっていた（図3左）が，患者の横顔をみる

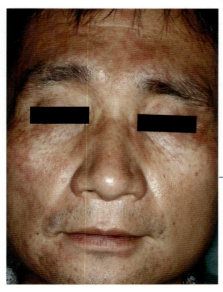

→図1 顔の痒みのため近医で半年以上治療を受けていた患者

顔の痒みのため，近医で抗ヒスタミン薬の内服とステロイドと保湿剤の混合剤を使用されていた。顔面全体に島嶼状の紅斑があり，紅色丘疹も散在していたため，酒皶様皮膚炎と考え，外用薬をすべて中止して，1週間後に来院するように指示した

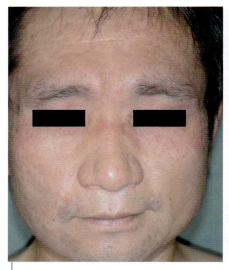
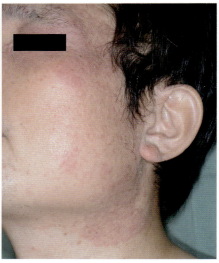

▶図2 無治療で1週間経過観察した図1の症例

1週間後には紅色丘疹は少なくなったが、顔全体の紅斑は残り、痒みはよけいひどくなったという。横顔をみると、辺縁が堤防状に隆起した環状紅斑がみられたため、白癬を考え直接鏡検を行った。その結果、白癬と診断ができ、経口抗真菌薬を4週間投与したところ、半年間悩んでいた顔の痒みと皮膚病変は消失した

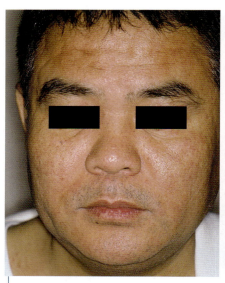
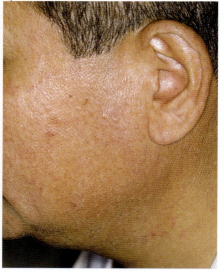

▶図3 顔の痒みのため1年近く近医で治療を受けていた患者

1年ほど前から顔の痒みがあり、近医で治療を受けていた。最近はステロイドの内服を行っているが、改善しないため、当科を受診した。顔の正面をみると（図左）、紅斑が目立たなかったが、強い痒みを訴えていた。横顔をみると、淡い環状紅斑がみられ、辺縁はやや堤防状に隆起していた。直接鏡検にて真菌が陽性で、経口抗真菌薬を1カ月ほど投与して治癒した

と，うっすらと環状紅斑があることがわかった（図3右）。直接鏡検で真菌が見つかり，経口抗真菌薬の内服数週間で，1年間悩んでいた皮膚病は治癒した。

このようにステロイドを内服している場合は，炎症症状がかなり抑えられ，皮疹がはっきりしないことが多いので，注意する必要がある。ほかにも，薬剤による光線過敏症をアトピー性皮膚炎と診断された患者もいた。

3 何かほかに原因がないか？

20年以上前から顔面や手背に皮疹が生じ，長期間大学病院などで治療を受けていたが軽快せず，当科を受診した患者がいた[1]。顔に著しい苔癬化と浸潤を触れる紅斑局面があり（図4左），肉芽腫性疾患も考慮して，皮膚生検が必要と考えた。しかし患者は既に某大学病院で皮膚生検を受けていたので，その大学病院から病理標本を貸してもらうように依頼した。そしていろいろな問診の最後に患者さんの職業を聞いたところ，葬儀業であることがわかった。そこでピンときたのが菊皮膚炎である。パッチテストで菊皮膚炎であることを確認し，後に生検された組織像をみると，慢性湿疹と一致した。ステロイドを外用し，手袋などをして菊に触れないように指導したところ，20年以上悩んでいた皮膚病変は良くなった（図4右）。

このような症例は決して稀ではない。装身具などの接触皮膚炎は，装身具が付着した部位に湿疹・皮膚炎病変が生じるので，患者でも接触皮膚炎であることを想像できる。しかし植物の接触皮膚炎では，植物を触った手で触れた部位にも湿疹病変が生じるため，広範囲に皮疹が生じるとアトピー性皮膚炎や光線過敏症と間違われることがある。実際，大学病院で光線過敏症と診断されていた菊皮膚炎の症例もある（図5）。この症例では日光が当たらない顎の下にも皮疹が存在したことから，何らかの接触皮膚炎を疑い，詳しい問診の末に，菊農家でときどきアルバイトをしていることがわかった。

また，美容器具との接触が原因で接触皮膚炎を起こすこともある。男性医師は美容器具のことをよく知らないので，気をつけるべきである。特に顔に生じた湿疹・皮膚炎では化粧品ばかりでなく，石鹸などのスキンケア用品の問診も重要である。患者が意識していない植物による接触皮膚炎のこともある。患者は，自分には関係ないと思っていることを，自発的に述べることはないので，注意して具体的な原因を聞きだすことが必要である。

重要!!
- 難治性の湿疹・皮膚炎には何か原因が隠れていることが多いので，詳細な問診を行うことが大切である。

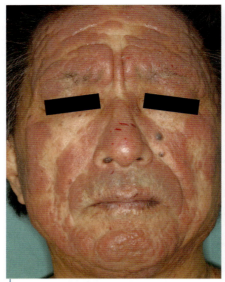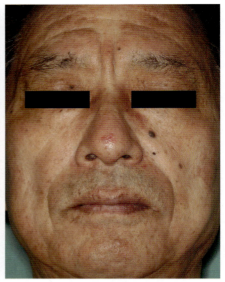

図4 菊皮膚炎患者

顔や手背などの慢性湿疹病変で20年間悩んでいた患者は，大学病院を含め多くの病院で治療を受けていたが，軽快しないため，筆者の受診を求め来院した（図左）。直近の治療はステロイドとケトコナゾールの混合剤を使用していた。詳しい問診の結果，菊皮膚炎を疑われ，パッチテストで菊皮膚炎と診断された。ステロイドの外用と菊に触れないように指導したところ，1カ月ほどで治癒した（図右）

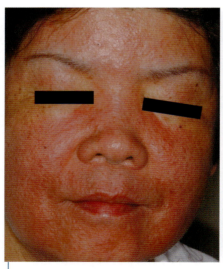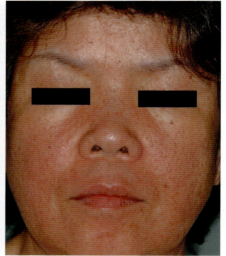

図5 大学病院で光線過敏症と診断されていた菊皮膚炎患者

1年前より皮疹が生じ，あせもとして加療されるも改善せず，顔面全体に皮疹が拡大するようになったため，大学病院を受診した。光線過敏症を疑われ，デキサメタゾンプロピオン酸エステル（メサデルム®）軟膏，白色ワセリンで加療されたが，明らかな改善傾向が認められなかったため，漢方医を受診。そこでも改善しないため，当科を受診した（図左）。顎の下にも紅斑があるため，光線過敏症ではなく，何らかの接触皮膚炎を疑った。詳しい問診の末に菊皮膚炎を疑ってパッチテストを施行したところ陽性であった。ステロイドの外用と菊に触れないように指導したところ，2年近く悩んでいた皮膚病変は消失した（図右）

4 患者の生活習慣が原因ではないか？

難治となった原因が患者の生活習慣によるものと思われる症例が何例か来院しているので，アトピー性皮膚炎とは無関係のものもあるが，その具体例を以下に示す．

① 手湿疹

大学病院で半年以上手湿疹として治療されている患者が，なかなか良くならないということで，筆者のところを受診した．患者はstrongクラスのステロイドを処方され，水仕事をしないように指導されていた．しかしよく問診すると，患者は手が汚いから良くならないと思い，水仕事はしないが，頻回に手を洗っていた．また手に生じた鱗屑を，汚いということで絶えず除去していた．

そこで，手洗いも含め手を濡らさないようにし，また手にアルコールなどの消毒薬を使用しないように指導した．さらに手の皮をむしってはいけないことをきちんと説明し，デルモベート®軟膏を1日2回多少べとつくぐらい外用するように指導した．その結果，たった1週間で良くなった．患者は，前の大学病院では手の皮をむしってはいけないと，一言も言ってくれなかったと憤慨していた．したがって難治性の手湿疹では表3のようなことを考える．同様の患者はまだおり，患者はよかれと思い，一生懸命手を水につけている人もいるし，自分では決して掻いてはいないと言っているのにもかかわらず，入浴時に皮膚を強く擦って洗っている人もいる．

表3 難治性の手湿疹の原因

- 美容師や看護師など手洗いをやめることができない職業の人
- 手が不潔なために手湿疹が生じると思っている患者
  →不必要な手洗いや消毒をやめさせる
- 見た目が汚いので手に付着している皮をむしる患者
  →皮をむしったり，取らないように指導

② 脂漏性皮膚炎

顔面や頭皮の湿疹に対しても，皮膚が汚いから治らないと思い，強く擦ったり，ごしごし洗いをしたりしている患者は少なくない．また皮膚に付着した鱗屑や痂皮を汚いということで，絶えず取り除いている患者もいる．このような患者に，爪をたてて洗ったり，ごしごし洗ったりすることをやめさせ，不必要な洗髪や洗顔をしないように指導すると，軽快することが多い．

実際，頭部の湿疹が脂漏性皮膚炎と診断され，抗真菌薬で治療されている患者が多いが，本当の脂漏性皮膚炎は脂漏部位に左右対称性に生じる湿疹である（図6）．脂漏部位とは毛の生え際や顔のTゾーンのことで，脂漏部位に左右対称性に存在し

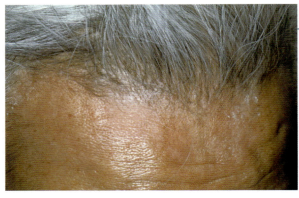

▶図6 成人の脂漏性皮膚炎（フケ症）

被髪頭部の境界部やTゾーンなどの脂漏部位に左右対称性に生じる湿疹は「脂漏性皮膚炎」と呼ばれる。頭部の脂漏性皮膚炎の軽症例はフケ症（dandruff）と呼ばれることが多い。しかし頭に生じた脂漏性皮膚炎以外の湿疹がしばしば脂漏性皮膚炎と診断されている

表4 脂漏性皮膚炎とは

- 脂漏部位に左右対称に生じる湿疹
  ── 脂漏部位とは
    - 毛の生え際
    - 顔ではTゾーン ── 眉毛から眉間
                    ── 鼻の脇など

頭部，顔面の湿疹が脂漏性皮膚炎と誤診されている

表5 難治性の頭部の湿疹の原因

- 痒くて掻破行動をやめることができない
- 頭が痒かったり，皮疹があると，皮膚が汚れているためと思い，清潔にするために皮膚をごしごし擦る
- 洗髪時にごしごし洗いをする
- 鱗屑があると，自分で鱗屑をむしり取る
- 頭皮を爪をたてて，ごしごし擦る
- 強くブラッシングする
- 本当の脂漏性皮膚炎
- 尋常性乾癬

ない湿疹は脂漏性皮膚炎ではない（表4）。

　そしてこれらの湿疹の原因は洗髪やブラッシングの際に頭皮を繰り返し傷つけて生じたものであることが多い。また頭皮のフケが汚いという理由で一生懸命剥がしている患者もいる。機械的・物理的刺激を加えると，皮疹は悪化することを，患者に納得してもらわないと，治ることはない。そのため，頭皮の難治性湿疹の場合は表5のようなことを考える。ただし頭部の湿疹病変の場合，稀に尋常性乾癬のこともある。その一方で，生活習慣で生じた難治性の頭部の湿疹を乾癬と診断し，特定疾患指導管理料を請求する医師もいる。

③ 口唇炎

　唇のあれが良くならず，ここ1週間はびらんがひどくなり，会社にも行けなくなったという女性が来院した．今までの治療をみるとステロイドを外用したが改善せず，前医受診後2週間後から白苔（はくたい）が付着するようになり，直接鏡検にてカンジダが陽性ということで，イトラコナゾール（イトリゾール®）の内服をされ，ネチコナゾール（アトラント®），アズレンスルホン酸ナトリウム（アズノール®）を外用したが改善せず，当科を受診した．

　診察すると，口唇，特に下口唇のほぼ全体がびらんし，滲出液が付着し，辺縁には白苔も付着していた（図7）．詳しく問診をすると，患者はびらん面に付着する痂皮や白苔を汚いということで一生懸命除去していたことがわかった．そこで，これらの行為をやめさせることによって，一時痂皮が目立つようになったが，その後は自然に良くなった（図8中，右）．したがって難治性の口唇炎をみた場合は表6のようなことを考える．

表6　難治性の口唇炎の原因

- リップクリームや口紅を使用
- 口唇をきれいにするためによく洗う
  → 不必要に洗ったり，皮膚を擦ることをやめさせる
- 見た目が汚いので口唇に付着している皮をむく
  → 皮をむしったり，取らないように指導

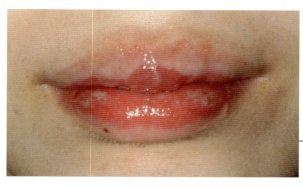

図7　口唇のあれがひどくなり，会社にも行けなくなった患者

初診時　　　　　2週間後　　　　　4週間後

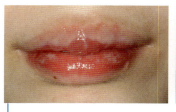 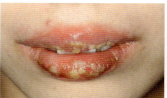 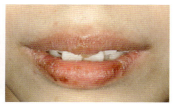

図8　図7の症例のその後の経過
口唇の痂皮や白苔などを擦らないことなど，口唇をいじらないようにしたところ，一時期口唇に痂皮などが付着したが，自然に軽快し，治癒した

④ 酒皶様皮膚炎

当科には酒皶様皮膚炎患者が大勢来院したことがある。これらの患者の治療を通じてわかったことを以下に記載する。

(a) 酒皶様皮膚炎とは

酒皶様皮膚炎はステロイドやタクロリムスの長期外用によって生じる顔面の紅斑（毛細血管拡張を含む）や毛孔一致性の紅色丘疹や膿疱がみられる疾患である。尋常性痤瘡に似るが、中年以降の女性に多く、血管拡張を含む紅斑がみられることから尋常性痤瘡とは区別される。

一方、欧米の教科書では酒皶様皮膚炎という名前を使用することは少なく、口囲皮膚炎（perioral dermatitis）とかsteroid-induced dermatitisと呼ばれ、それほど頻度は高くない。しかし日本では酒皶様皮膚炎患者は多い。日本では国民皆保険制度のため、患者は病院に通いやすく、頻回にステロイドやタクロリムスなどを処方されるため、酒皶様皮膚炎が多いのかもしれない。

また酒皶は欧米の教科書では、冷たい風に当たったり、寒い戸外から暖かい室内に入ったり、飲酒をしたときに、鼻の頭、頬、額が発作性に赤くなり、ほてりを感ずると記載されているが、このような酒皶の患者は日本では少ない。そのため酒皶と酒皶様皮膚炎は発症要因は同じかもしれないが、別の疾患と考えたほうがよいかもしれない。

(b) 酒皶様皮膚炎の治療

海外の教科書では、日本でいうところの酒皶様皮膚炎はステロイドの外用によって誘発されたので、ステロイドの外用をやめれば良くなると記載されている。しかし日本の酒皶様皮膚炎はステロイドやタクロリムスを中止しただけではなかなか良くならない。そのため酒皶様皮膚炎に対しては、ニキビ治療に準じた抗菌薬の内服療法や外用療法が行われているが、なかなか治療に反応せず難渋している症例が多いようである（表7）[2]。本来酒皶様皮膚炎の発症機序は尋常性痤瘡とは異なるため、ニキビ治療には反応しないことが多いと思われる。

そこで海外では酒皶の第一選択薬として使用されているメトロニダゾールが、日本でも嫌気性菌感染症の保険適用がとれたため、その内服薬を酒皶様皮膚炎の治療に使用した。その結果、多くの酒皶様皮膚炎患者は、毛細血管拡張以外の紅色丘疹や膿疱は内服2～4週間で著しく改善した[2]（図9～12）。しかもこれらの患者は長期間いくつかの病院で治療しているのにもかかわらず、なかなか軽快しなかった患者ばかりであった。このようにメトロニダゾールの有効性は日本でも確認され、また海外でも酒皶の第一選択薬として使用されている。しかし、日本皮膚科学会の「尋

表7 当科を受診した酒皶様皮膚炎患者の誘因と治療歴

	性別	年齢	発症から当科を受診するまでの期間	誘因 ステロイド外用，タクロリムス外用	前治療 抗菌薬外用，内服，その他の外用剤	保湿剤
1	女性	83	12カ月	0.1％ヒドロコルチゾン酪酸エステル	ナジフロキサシン	なし
2	女性	46	24カ月	0.05％クロベタゾールプロピオン酸エステル，0.1％デキサメタゾンプロピオン酸エステル	なし（または不明）	ジメチルイソプロピルアズレン
3	女性	45	36カ月	0.1％ヒドロコルチゾン酪酸エステル，タクロリムス	クリンダマイシンリン酸エステル，ナジフロキサシン	なし
4	女性	35	14カ月	0.1％トリアムシノロンアセトニド，0.12％ベタメタゾン吉草酸エステル	クリンダマイシンリン酸エステル，ナジフロキサシン	なし
5	女性	56	120カ月	ステロイド（詳細不明）	なし（または不明）	なし
6	女性	60	28カ月	タクロリムス	ナジフロキサシン	なし
7	女性	62	6カ月	0.05％クロベタゾン酪酸エステル	ロキシスロマイシン	なし
8	女性	42	2カ月	0.1％ヒドロコルチゾン酪酸エステル，0.3％プレドニゾロン吉草酸エステル酢酸エステル	イオウカンフルローション	白色ワセリン
9	女性	34	24カ月	0.05％クロベタゾン酪酸エステル，フラジオマイシン硫酸塩・メチルプレドニゾロン	イオウカンフルローション，ミノサイクリン塩酸塩錠，クロラムフェニコール軟膏	ヘパリン類似物質
10	女性	44	96カ月	0.05％ジフルプレドナート，タクロリムス	ミノサイクリン塩酸塩錠，ロキシスロマイシン，テトラサイクリン塩酸塩錠，ナジフロキサシン，イオウ・カンフルローション	ヘパリン類似物質
11	女性	38	19カ月	0.1％アルクロメタゾンプロピオン酸エステル，タクロリムス	ナジフロキサシンクリーム，ロキシスロマイシン，クリンダマイシン酸エステル	なし
12	女性	44	9カ月	0.1％ヒドロコルチゾン酪酸エステル，0.1％アルクロメタゾンプロピオン酸エステル，0.1％デキサメサゾン，0.1％トリアムシノロンアセトニド	ナジフロキサシン，クリンダマイシン酸エステル，アダパレン	なし
13	女性	38	32カ月	ステロイド（詳細不明）	テトラサイクリン塩酸塩錠，クリンダマイシン酸エステル	なし
14	男性	73	15カ月	タクロリムス	なし（または不明）	なし
15	男性	54	4カ月	0.1％ヒドロコルチゾン酪酸エステル	なし（または不明）	ヘパリン類似物質 白色ワセリン
16	男性	44	9カ月	0.12％デキサメタゾン吉草酸エステル	なし（または不明）	なし

〔武岡伸太郎，渡辺晋一，他：酒皶様皮膚炎に対するメトロニダゾール内服療法の治療効果の検討．臨皮．2015；69（5）：701-6．より医学書院の許諾を得て掲載〕

初診時　　　　　　　　2週間後

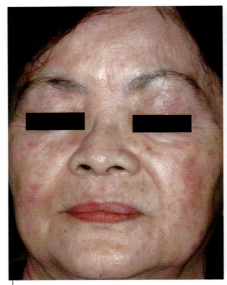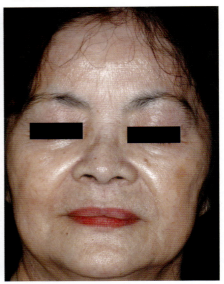

図9　酒皶様皮膚炎患者の治療前とメトロニダゾール内服2週間後

初診時　　　　　　　　2週間後

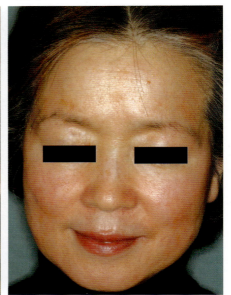

図10　酒皶様皮膚炎患者の治療前とメトロニダゾール内服2週間後

初診時	2週間後	4週間後
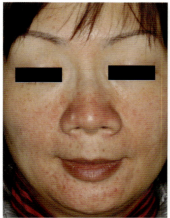	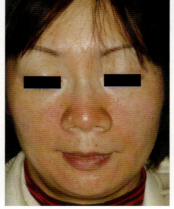	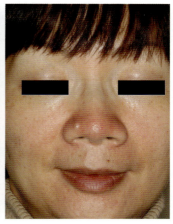

図11 酒皶様皮膚炎患者の治療前とメトロニダゾール内服4週間後

初診時	3日後	1週間後
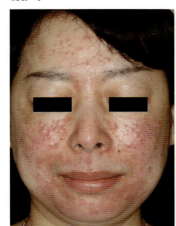	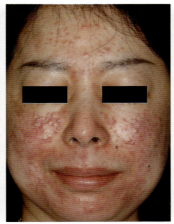	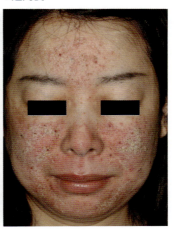

12日後	40日後
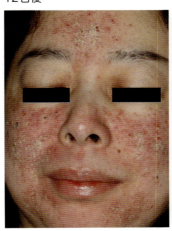	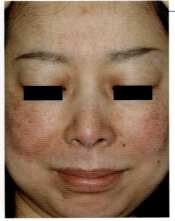

図12 酒皶様皮膚炎患者の治療前とメトロニダゾール内服2週間後

2年間ナジフロキサシン(アクアチム®)，アダパレン(ディフェリン®)ゲル，クリンダマイシン(ダラシン®)，ヒドロコルチゾン酪酸エステル(ロコイド®)，アルクロメタゾンプロピオン酸エステル(アルメタ®)，デキサメタゾン(デキサメサゾン)＋ビタミンA(ザーネ®)＋ケトコナゾール(ニゾラール®)，ナジフロキサシン(アクアチム®)，トリアムシノロン(レダコート®)などを使用していたが軽快せず，当科を受診した．メトロニダゾールの内服投与を開始したが，治療開始当初は改善が乏しかったが，治療開始2週間以降改善がみられ，治療開始40日後にはほぼ治癒した

常性痤瘡治療ガイドライン」では酒皶様皮膚炎にメトロニダゾールを推奨しないと記載している[3]。なお，この時期には酒皶に対する新薬の治験が行われていた。

　また海外では既にメトロニダゾールの外用薬があるため，酒皶に対してメトロニダゾールの外用を行っている。ただし外用薬は皮膚刺激があるため，その治療効果は内服と比べ劣るようである。そのため海外では，疥癬の治療薬であるイベルメクチンを使用することがあるという。ただしやみくもにイベルメクチンを投与するわけではなく，顔面の丘疹，膿疱を直接鏡検し，1視野中に5匹以上のニキビダニ（Demodex）がいる場合は，イベルメクチンを使用し，奏効するという。また海外ではイベルメクチンの外用薬もあり，いずれも酒皶には有効であるという[4]。そして日本でも1施設の報告であるが，酒皶様皮膚炎にイベルメクチンの内服が行われ，かなり有効であることが示されている。ただし，メトロニダゾールもイベルメクチンも毛細血管拡張には効果が乏しく，効果があるのは丘疹や膿疱である。

(c) 筆者の治療経験から類推された酒皶様皮膚炎の発症メカニズム

　酒皶にはメトロニダゾールやイベルメクチンが奏効するので，酒皶や酒皶様皮膚炎の発症にはニキビダニが深く関与していると思われる。実際イベルメクチンの内服で多くの酒皶様皮膚炎患者がかなり改善した報告を目にしている。そのためニキビダニを減らす治療が酒皶様皮膚炎治療の第一選択になると思われるが，さらなる検討が必要である。

　いずれにせよ，これら酒皶様皮膚炎の患者の治療を通じてわかったことは，酒皶様皮膚炎患者の多くにはある共通した特徴があることである。それは洗顔のしすぎで乾燥肌になった人に生じることである。

　乾燥肌には保湿剤（emollient）が有効であるが，患者の多くは肌をよけいに乾燥させるmoisturizer，つまり化粧水を使用している。さらに外出をするたびに1日に何回も洗顔を繰り返している人もいる。このように1日に何回も洗顔したり，何回も化粧水を使用していると，中年以降になると皮膚の乾燥がひどくなることが多い。軽度であればemollientで良くなるが，患者が使用するのは化粧水などのmoisturizerである。そのうちに炎症が加わるようになるが，そうなるとステロイドやタクロリムスを使用しないとよくならない。これらの外用薬を使用すれば良くなるが，洗顔して化粧水をつけるという生活習慣を変えないと，再発を繰り返す。

　その結果，間欠的ではあるが，ステロイドやタクロリムス外用薬を長期間使用することになり，酒皶様皮膚炎になったと考えられる症例が多い。日本では欧米と比べ酒皶様皮膚炎が多くみられるが，欧米では女性でも日本人ほど洗顔をしないのが普通である。やはり日本人に多い酒皶様皮膚炎は，過度の洗顔という生活習慣が原因になったと考えられるかもしれない。

⑤ 熱傷潰瘍

　　熱湯でやけどをしてⅠ度熱傷になったが，なかなか良くならないということで，来院した患者がいた．この患者は，近医で熱傷の治療を受けているのにもかかわらず，1カ月経っても良くならず，悪化したという．みると熱傷を受けた部位は，創面はきれいであるが，境界が鮮明なコイン大の円形の深い潰瘍になっていた．

　　そこで，今まで行っていた治療をよく聞いてみると，熱傷部位を消毒し，そのあとに抗菌薬軟膏を塗り，ガーゼを当てていたという．最近は傷口を消毒薬で消毒することはほぼないが，昔の医師は「傷口に消毒」を行っていたので，このような治療は特に変わった治療ではない（しかし時代遅れの治療であると言わざるをえない）．しかも患者は真面目な性格の人で，医者から言われた通り，毎日軟膏処置をきちんと繰り返していた．

　　しかしよくみるとガーゼが潰瘍面に付着して，ガーゼの表面に潰瘍表面の上皮組織が付着していた．そのことから，患者は消毒薬で創傷治癒を遅らせているだけではなく，処置をするたびに，せっかく再生した上皮組織をガーゼで剥がしていたことがわかった．これを毎日繰り返していたため，徐々に深掘れの潰瘍となったと考えられた．軟膏をたっぷり塗って，潰瘍面にくっつかないトレックス®ガーゼを使用し，包帯交換の回数を減らしたところ，瘢痕になったものの，完全に上皮化した．

　　この事例からわかるように，患者は良かれと思い，一生懸命包帯交換を行い，包帯交換のたびに再生表皮を剥がしていたわけである．つまり今まで行ってきた治療を詳しく問診すれば，どのような原因で治らないのかわかることが多い．

⑥ 治療に反応しない患者の生活習慣のまとめ

（a）スキンケアが不適切

　　湿疹病変には，その炎症を抑えることができる強さのステロイド軟膏を使用しなければならないが，今まで良かれと思って患者が行っていた生活習慣を変えるだけで良くなることもある．したがって洗髪，洗顔などのスキンケアも含め，その病変に対して患者が行っている行為を詳しく聞き出すことが重要である．

　　実際，患者によっては，薬局や通信販売などで買った保湿剤などのスキンケア用品を自分の判断で使用している人もいる．しかしそれらは治療薬ではないため，詳しく問診をしない限り言わないことが多い．若い男性で，アトピーに効くと宣伝されていた化粧水を一生懸命顔につけ，顔が赤くなっていた人もいたが，このことは詳しい問診後に初めてわかったことである．肌に触れる可能性がある化粧品ばかりでなく，幅広いスキンケア用品のチェックが必要である．

(b) 生活習慣や処置が不適切

　以上のように難治性の疾患には何か原因が隠れていることが多い（表8）。しかし実際は難治性となったのは，何か内臓病変が隠れているからだと勘違いする患者が多く，それに合わせて医師側も安易に血液検査や皮膚生検を繰り返すことが少なくない。血液検査や皮膚生検をしたほうが病院の収益も上がるし，検査結果がでるまで時間稼ぎができるからである。さらに患者はいろいろ調べてもらったと満足する人が多い。

　しかし，患者の本当の目的は良くしてもらうことである。そして難治となった原因には患者の生活習慣や患者が良かれと思って行っている処置（手洗いや洗顔など）や治療が原因のことが多い。そのため，詳しい問診と詳細な皮疹の観察が必要である。ただしこれらの問診に時間がとられ，また治ってしまうと受診しなくなるので，病院の収益が下がる。これが日本の国民皆保険制度の問題点の1つである。

表8　難治性の疾患には何か原因がある

- 何らかの接触皮膚炎（かぶれ）
- 痒くて掻破行動をやめることができない
- 皮膚が汚いから生じたと思い，清潔にするために皮膚をごしごし擦る
- 入浴時や手洗い時にごしごし洗いをする
- 頭部の湿疹では
    - 鱗屑があると，自分で鱗屑をむしり取る
    - 爪をたてて，ごしごし洗いをする
    - 強くブラッシングする

重要!!
- 難治性の疾患には，何か原因が隠れていることが多い。原因は患者の生活習慣や患者や医師が良かれと思って行っている皮膚の処置や治療にあることも少なくない。

5 患者自身が掻くなどの機械的刺激をやめることができないのではないか？

　苔癬化を伴う皮疹であっても湿疹病変は強力なステロイドの外用で治すことは可能である。しかし結節性痒疹（図13）は患者自身が局所の掻破をやめることができないために生じていることが多いので，治療に難渋することが多い。掻かないようにすれば良くなるが，これをきちんとできる患者は少ない。もし掻くことをやめることができる人であれば，結節性痒疹にならないからである。

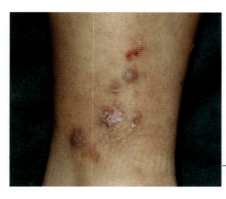

→図13　結節性痒疹を生じた
アトピー性皮膚炎患者

　搔かないようにするために，手袋をして寝るようにしても，夜中に手袋を剝がして掻く患者は多い。また搔かないように包帯で覆っても，包帯の隙間に手を入れて搔く患者も多い。そのためラップなどで皮疹部位を覆い，搔かないようにするのが，最もよいと思われる。実際ラップで覆って，結節性紅斑部位を搔かないようにして，良くなった患者もいる。ただし四肢に生じた結節性痒疹はラップで覆うことは難しくないが，体幹に生じた結節性痒疹をラップで覆うことは難しいかもしれない。

　いずれにせよ結節性痒疹を患者の努力なしに治すことは難しいが，このような結節性痒疹の患者の中には，原因不明ということで，さんざん血液検査を受け，中には入院して皮膚生検や特殊な血液検査を受けている場合も少なくない。そして結局原因がわからず，退院させられ，またいくつかの病院を転々とするというパターンをとることが多い。なかなか搔くことをやめることができない患者が多いが，食べ物や細菌やウイルスが原因ではなく，搔破が原因であることを説明すると，原因不明の病気でないことがわかり，安心する患者もいる。

　また糖尿病性腎症で透析を受けている人にみられることが多いperforating dermatosisも，強い瘙痒のため，皮膚をむしって生じたものであることが多いので，患者が皮膚の搔破や皮膚をむしることをやめない限り，治癒は難しい。その他皮膚を搔いたり擦ったりするのが習慣となり，なかなか良くならない患者もいる。このような患者は皮膚に刺激を与えることが癖になっているので，このような癖を直さない限り治癒は難しい。癖はなかなか直らないからである。そのためこのような患者に対しては心身医学的なアプローチが必要かもしれない。

　しかし日本で重症になったアトピー性皮膚炎患者の多くは不適切な外用療法のために難治となったので，心身医学的アプローチが必要な人は少ない。

　脱ステロイド療法を信じた患者や家族には，ステロイド外用薬の有効性と安全性をていねいに説明し，その治療効果を1週間以内で実感してもらえば，医師の言うことを聞くことが多い。しかし脱ステロイド療法を何年も信じて，それを実践してきた患者にとっては，脱ステロイド療法を否定することは，患者の今までの人生を

否定することになり，実際は受け入れ難いことも多い。

6 患者が指示通り外用薬を使用していない？

① 薬局による誤った指導

　デルモベート®軟膏5gチューブを10本処方し，多少べとつくぐらい1日2回つけるように患者に言い，1週間後に再診させたところ，ほとんど良くなっていない患者がいた。そこでデルモベート®軟膏が何本残っているのか聞いたところ，まだ1本も使い切っていないという。その理由は，「デルモベート®軟膏は怖い薬だから，少ししかつけてはいけない」と薬局で指導されたからだという。そこで多少べとつくぐらい1日2回つけるように患者に指導したところ，1週間で良くなった。また「目の周りにステロイドをつけるのは良くない」と薬局で指導され，目の周りだけがあまり良くなっていない患者もいた（図14）。

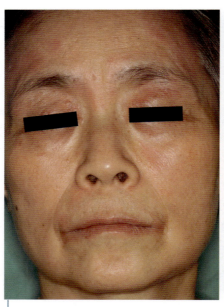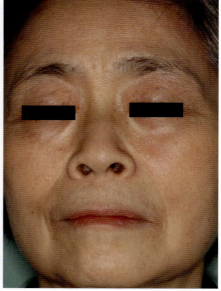

図14　顔の湿疹に対しステロイドを外用するように指導された患者の治療前と治療1週間後の臨床症状

近医で治療を受けたが良くならないということで当科を受診した（図左）。アンテベート®軟膏を1日2回皮疹部位だけに多少べとつくぐらい外用するように指導した。1週間後には額の湿疹は治癒していたが，目の周囲の湿疹はまだ残存していた（図右）ため，詳しく問診したところ，薬局で目の周囲にはステロイドをつけるのはよくないから，あまりつけないようにと指導されていたことがわかった。そこで，目の周囲にも1日2回きちんとつけるように指導したところ，目の周囲の皮疹も数日で治癒した

② 大切なステロイド軟膏残数の確認

このように医師が指示した通りの治療をしない患者は少なくない。そのため1週間後には再受診させ，あまり軽快していないときは，ステロイド軟膏が何本残っているのかを聞くべきである。ちゃんとつけているのかと聞いても，多くの患者はちゃんとつけていると答えるのが普通だからである。また多少べとつくように塗るように指導しても，薬局の指示により薄くのばして使用している患者もいる。この場合はあと何本残っているかを問診すれば，べとつくぐらいつけているのか，薄くのばしてつけているかがわかるはずである。

③ 1FTUの量の誤解

日本皮膚科学会の講演では，大人の手（手ひらと手指腹）の2枚分には1 FTU（finger tip unit）の分量の外用薬をつけるのがよいと説明されているが，これは欧米のように大きなチューブを使用している国には当てはまることで，日本のように5gチューブが主に使用されている国には当てはまらない（表9）。多少べとつくぐらい（ティッシュペーパーがつくぐらい）1日2回外用するのがよいが，薬局や医師の指導のせいか，治療薬（特にステロイド外用薬）を多少べとつくぐらい使用している患者はきわめて少ない。

表9 患者が指示通り外用薬を使用していない

- 患者がステロイドは副作用があると信じているため，指示通りの用法用量を守らない
- 薬局でステロイドは副作用があるため，薄くのばして，少量しか使用しないように指導する
- 1FTU（1 finger tip unit）はチューブ型の軟膏を成人の人差し指の第一関節まで出したときの量を指し，1FTU＝0.5gとされているが，これは欧米のチューブのこと
- 日本の5gチューブは
    - デルモベート®の口径は3.8mmで，1FTUは0.27g
    - アンテベート®の口径は3.4mmで，1FTUは0.25g
    - リンデロン®-VGの口径は4.2mmで，1FTUは0.31g

多少べとつくぐらい（ティッシュペーパーがつくぐらい）1日2回外用するのがよい

Column

■薬局での服薬指導の問題点

医薬分業は医師の仕事を軽減するために良いことではあるが，服薬指導をする薬剤師側に問題があることが少なくない。医師の意図と異なる服薬指導をする薬剤師がいるからである。特にステロイド外用に関しては，「ステロイドは怖い薬だから，薄くのばして使用しなければならない」とか，「顔にはつけてはならない」

とか，「目の周りには絶対つけてはならない」など，インターネット上に溢れるfake newsに基づいた服薬指導を行う薬剤師は多い。しかもこのような医学的根拠がない説明をしても薬学管理料が薬局に入ることになる。

そのためか医薬分業になってからの薬局の売り上げは右肩上がりに増大し続けているという。このような薬学管理料も日本の医療費増大の要因になっている。服薬指導をする薬剤師に対しても，根拠に基づいた正しい皮膚科治療の教育が必要である。

7 副作用と湿疹を区別できない？

アトピー性皮膚炎患者に対して，デルモベート®軟膏を数カ月間外用しているのにもかかわらず，良くならないということで，紹介された患者がいた。よくみると，額の上半分くらいにはステロイドの外用が行われていないため，アトピー性皮膚炎と思われる皮疹が残っていたが，それ以外の部位にはアトピー性皮膚炎を思わせる湿疹病変はなかった（図15）。しかし，体幹を中心に毛包炎が多数散在していた。つまり額の一部はステロイドを使用していなかったため，良くなっていなかったが，

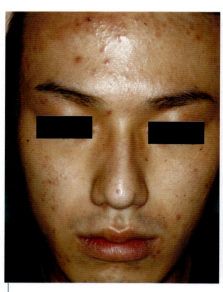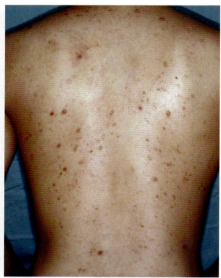

▶図15 デルモベート®軟膏を数カ月外用しているのにもかかわらず，良くならないということで，紹介された患者

額の上部にはステロイドを外用していなかったせいか，アトピー性皮膚炎を思わせる皮疹が存在したが（図左），それ以外の部位には，アトピー性皮膚炎を思わせる湿疹病変はなく，代わりに毛包炎が多発していた。デルモベート®軟膏の外用の副作用で生じた毛包炎をアトピー性皮膚炎の皮疹と思い，デルモベート®軟膏の外用を継続していたことがわかった

それ以外の部位にはデルモベート®軟膏の外用のためかアトピー性皮膚炎の病変はなかった。しかしデルモベート®軟膏の副作用であるステロイド誘発性の毛包炎が多発し，これをアトピー性皮膚炎の皮疹と間違えてデルモベート®軟膏の外用を続けていたことがわかった。

　医師でない患者には，毛包炎もアトピー性皮膚炎も同じ皮膚病変に見えてしまうのかもしれないが，皮膚科医であればその違いをわからなければならない。湿疹が良くなった部位にはステロイドをつけてはいけないと指導すれば，毛包炎が多発することはほとんどないと思われる。しかし毛包炎や痤瘡でも瘙痒を訴えることがあるので，ステロイドの副作用と湿疹の違いを患者によく説明しておく必要がある（**表10**）。

表10　ステロイドの副作用を湿疹と区別できない場合

- ステロイドを外用すると，湿疹は良くなるが，ステロイド痤瘡が生じることがある
- 特にデルモベート®軟膏では，1～2週間程度の外用でステロイド痤瘡が生じることがある
- 患者は湿疹とステロイド痤瘡を区別できないので，ステロイド痤瘡は湿疹と異なることを説明し，ステロイド痤瘡が生じた場合は，
    - ステロイドを指示した用法用量通りに外用している証拠
    - 痤瘡部位にはステロイドを使用しないように指導

重要!!
- ステロイド外用の副作用である毛包炎と，アトピー性皮膚炎の皮疹をきちんと区別しなければならない。
- ステロイド軟膏をつけていると，外用部位に毛包炎をきたすことがある（特にデルモベート®軟膏だと1～2週間程度）。ステロイドを保湿剤で希釈して使用しているとなかなか良くならずにステロイドの外用が長期に及び，その結果，毛包炎が多発することがある。

8 病診連携の問題点

　日本以外の国でも費用が同じであれば，大学病院などの大病院を受診する患者が多いのが普通である。しかし日常のありふれた疾患まで大学病院に集中すると，先端医療を行う病院としての機能を果たせないという理由で10年ほど前から，大学病院などの大病院は特定機能病院となり，患者は自由に大病院を受診できない制度となった。そして患者は特定機能病院を受診するためには，医師の紹介状がなければならず，紹介状がない場合は5,000円ほど余計にお金を支払わなければならない。

しかしその後，大学病院に患者を紹介しても，紹介した側の病院に患者が戻ってこないため，逆紹介という制度ができた．つまり特定機能病院では，新患患者の50％以上は開業医などから紹介状を持ってこなければならず，また患者が継続して大学病院でみてもらいたいと思っても，再診患者の50％以上を地元の開業医に帰さないと，特定機能病院への補助金が支給されなくなる．その結果，病診連携が声高らかに叫ばれるようになった．しかしこの制度は大病院に患者が集中するのを防ぐという目的があるのかもしれないが，患者が受診する病院の選択権を奪うものでもある．

　いずれにせよ病診連携のため，筆者が治療して軽快したアトピー性皮膚炎患者のその後の治療を，以前かかっていた皮膚科にお願いすることになることが多い．しかし多くの患者は当科で良くなったため，不適切治療を受けていた元の病院に戻ることはあまりない．ただしそれなりの病院だと，そこに戻ることもある．しかし逆紹介した病院の多くは絶対デルモベート®軟膏を使わないという方針で，以前と同様にステロイドを保湿剤で薄めるなどの不適切治療を行い，結果，再び悪化する患者が多い．しかも患者や患者の家族がそこの病院で処方された薬は効かないので，筆者が処方した薬を処方して下さいと何回もお願いしても，頑として患者の言うことを聞いてくれないということである．

　EBMは学会や権威者から発せられる治療ではなく，実際にその治療で良くなったかを観察することによって，その治療が正しいかどうかを判定し，その結果から導かれた医療である．根拠もなく信じている間違った知識を金科玉条のように守り続けるのは医師のプライドのためであろうか．医学教育を受け，しかも医師国家試験を通り，皮膚科専門医の認定を受けている医師が，絶対デルモベート®軟膏を使用しないと主張するのは，何を根拠に言っているのであろうか．

　目の前にいる患者の悲しみや悩みを理解しようとしない医師に，医師の仕事を続ける資格はない．そしてこのような皮膚科医は大学病院や大きな総合病院でも大勢いる．そのような多くの医師が根拠もなく信じている誤解を表11に示した．

　たまたま筆者の知り合いで掻破がやめられず，ひどい慢性湿疹になっている人がいた．住所が関西だったため，近所の皮膚科を受診して，デルモベート®軟膏を処方してもらうように言ったが，大学病院を含むどこの病院でもデルモベート®軟膏は処方されず，例のごとくステロイド外用薬とヘパリン類似物質外用薬の混合剤を処方された．ちっとも良くならず，ようやく4番目の病院でデルモベート®軟膏を処方され，良くなったと言って慢性湿疹の皮疹を見せてくれた．かなり良くなっていたが，まだ完治していなかったので，もう少し治療を続けたほうがよいと教えた．しかしデルモベート®軟膏を処方してくれた医師は，デルモベート®軟膏は怖い薬なので，1日1回しかつけてはいけないし，少ししか処方できないと言っていたという．その後どうなったかわからないが，痒みが止まらないのでまた掻いてしまい，再び悪化

表11 多くの医師が根拠なく信じている誤解

- デルモベート®軟膏は非常に怖い薬
  →デルモベート®軟膏よりステロイド（セレスタミン®を含む）やシクロスポリンの内服のほうが全身的な副作用がある怖い薬である
- 顔には絶対つけてはいけない
  →ステロイド外用薬は使用される部位で選ぶのではなく，皮疹の重症度で選択する
- 赤ちゃんに使用してはいけない
  →ステロイド外用薬は，皮疹の重症度で選択する
- 副作用があるので，薄めて使用する
  →薄めるくらいであれば，ランクを落とせばよい
  →薄めると治療効果は落ちるが，皮膚に対する副作用はあまり変わらない可能性がある

するのではないかと心配される。

■ 文 献

1) 工藤万里，渡辺晋一，他：菊皮膚炎の1例．臨皮．2016；70：562-6．
2) 武岡伸太郎，渡辺晋一，他：酒皶様皮膚炎に対するメトロニダゾール内服療法の治療効果の検討．臨皮．2015；69(9)：701-6．
3) 日本皮膚科学会：尋常性痤瘡治療ガイドライン2017．日皮会誌．2017；127：1261-302．
4) Ebbelaar CCF, et al：Topical Ivermectin in the Treatment of Papulopustular Rosacea：A Systematic Review of Evidence and Clinical Guideline Recommendations. Dermatol Ther (Heidelb). 2018；8(3)：379-87．

4章 正しい外用薬の使い方

5 プロアクティブ療法

1 プロアクティブ療法とは

プロアクティブ療法とはアトピー性皮膚炎が良くなったあとも，ステロイドやタクロリムスをつけ続けることによって，アトピー性皮膚炎の再燃を防ぐという治療法である．確かにステロイドやタクロリムスは治療薬なので，アトピー性皮膚炎が良くなったあとも使い続ければ，再燃を防ぐことはできる[1]．

プロアクティブ療法にはステロイド外用薬のほうがよいのかカルシニューリン阻害薬の外用のほうがよいのかは，日本ではあまり議論されていないが，海外のsystematic reviewやmeta-analysisの結果では，カルシニューリン阻害薬より，強いステロイド外用薬のほうがよいということである[2]．

① プロアクティブ療法の問題点

しかし，このプロアクティブ療法の最大の問題点は，長期の外用による安全性が検証されていないことである(表1)．ステロイドはたとえ弱いステロイド外用薬であっても，毛包脂腺系を介して経皮吸収がある．実際，アトピー性皮膚炎で，良くなったあとも10年以上にわたって全身にステロイド外用薬を使用し続けた患者がいた．みるとアトピー性皮膚炎の症状はまったくみられなかったが，全身の皮膚の萎縮がひどく，毛細血管拡張がみられた．

また，タクロリムスは，健常皮膚からの経皮吸収がステロイド外用薬より少ない

表1 プロアクティブ療法

- プロアクティブ療法はアトピー性皮膚炎が良くなった後も，弱いステロイドやタクロリムスをつけ続けることによって，アトピー性皮膚炎の再燃を防ぐという治療法
  → 治療薬を使い続ければ，再燃を防ぐことはできる
- ただし長期の外用による安全性が検証されていない
- 長期のステロイド外用により皮膚の萎縮と毛細血管拡張がみられた患者はいる
- タクロリムスは，健常皮膚からの経皮吸収がステロイド外用薬よりは少ないため，プロアクティブ療法には適しているかもしれないが，タクロリムスでも酒皶様皮膚炎が生じたという報告があり，またリンパ腫を引き起こす可能性もある．長期に外用しても大丈夫だという保証はない

ため，日本ではプロアクティブ療法に適していると言われている．しかし，タクロリムスで酒皶様皮膚炎(しゅさ)が生じたという報告もあるし，実際，酒皶様皮膚炎を起こした患者を少なからずみている[3]．また長期にわたるタクロリムスの外用はリンパ腫を誘発するという動物実験データもあるため，タクロリムスだからといって長期に外用してもよいということにはならない．

これらのことから，皮疹が消失した部位には治療薬をつけず，皮疹が生じたら，すぐに炎症を抑えることが可能な強さのステロイドを外用するリアクティブ療法のほうがよいと思われる．リアクティブ療法でも，皮疹が生じたらすぐにステロイドを外用すれば，数日以内で皮疹が消失するので，患者のアドヒアランスも高いし，何よりも外用薬による副作用を軽減できる．良くなったあとも治療薬をつけ続けるプロアクティブ療法のほうが，アドヒアランスが低いと思われる．

Column

■アドヒアランス (adherence) とは

かつて医療者は「医療者の指示に患者がどの程度従うか」というコンプライアンス概念のもとに患者を評価していた．したがってその評価は医療者側に偏り，医薬品の服用を規則正しく守らない「ノンコンプライアンス」の問題は，患者側にあると強調されていた．

しかし，実際の医療現場では，コンプライアンス概念で乗り越えられない治療成功への壁が存在した．そこで，患者自身の治療への積極的な参加 (adherence) が治療成功の鍵であると考えられるようになった．つまり「患者は治療に従順であるべき」という患者像から脱するアドヒアランス概念が生まれた．

このアドヒアランスを規定するものは，治療内容，患者側因子，医療者側因子，患者・医療者の相互関係という点で，コンプライアンスとは大きく異なる．たとえば服薬アドヒアランスを良好に維持するためには，その治療法は患者にとって実行可能か，服薬を妨げる因子があるとすればそれは何か，それを解決するためには何が必要かなどを医療者が患者とともに考え，相談の上で決定していく必要がある．そして何よりも患者のアドヒアランスを低くしているのは，医者の指導通りに治療しても良くならない場合である．患者がその治療効果を1週間で実感できれば，アドヒアランスは非常に高いものになる．

2 プロアクティブ療法とリアクティブ療法の比較

① プロアクティブ療法とリアクティブ療法との比較試験の問題点

　　　　プロアクティブ療法とリアクティブ療法との比較試験[4]が日本の論文にあるが，両者の優劣を決める場合には完全な二重盲検比較試験でなければならない。つまり薬剤を投与する医師と皮疹の観察を行う医師はもちろん，被験者と皮疹の観察を行う医師の間ではまったく情報のやりとりを遮断しなくてはならない。プロアクティブ療法かリアクティブ療法かが，患者の皮疹の評価段階で評価者にわかってしまうと，著者らがめざす結論に合うように皮疹の評価に手心を加えることもできるからである。

　　　　しかしこの論文の一番の問題点は，プロアクティブ療法と言いながら，実際はリアクティブ療法になっていることである。つまりプロアクティブ療法群では皮疹の悪化がある場合や皮疹の新生があった場合は，その皮疹が生じた部位に直ちにステロイドの外用を1日2回行って，良くなったら徐々にプロアクティブ療法に戻すということである。皮疹が生じたら，ステロイドの外用をするというのがリアクティブ療法なので，どのような理由で，これをプロアクティブ療法というのか理解に苦しむ。

　　　　一方，リアクティブ療法群では再燃があった場合は，1週間保湿剤だけで様子をみて，反応がなければステロイドを外用すると記載してある。本書でも既に述べているように，保湿剤はスキンケア用品で，医薬品ではない。そのためアトピー性皮膚炎の皮疹には無効で，悪化させることもある。欧州のガイドラインでも保湿剤は治療薬ではないので，炎症がある場合はステロイドやカルシニューリンなどの治療薬を使用し，それが良くなったあとに維持療法として保湿剤を使用すると記載してある[5]。

　　　　しかし，この論文のリアクティブ療法群では，アトピー性皮膚炎の皮疹が再燃した場合は皮疹部位に保湿剤を使用することになっている。これでは皮疹が良くなるはずはない。その後皮疹が良くならない場合にステロイド治療を行うとしている。保湿剤を治療薬とでも思っているのであろうか。再燃した場合に保湿剤を使用する治療は先に述べたように不適切治療であり，これをリアクティブ療法と言い換えることはできない。

　　　　つまり，この論文では，プロアクティブ療法と言いながら，実際はリアクティブ療法であり，リアクティブ療法のほうは，病変部位に保湿剤を使用するという不適切治療である。リアクティブ療法と保湿剤を使用した不適切療法を比較した論文であるが，abstractでは，リアクティブ療法をプロアクティブ療法と言い換え，保湿剤を使用する不適切治療をリアクティブ療法と言い，プロアクティブ療法のほうが，リアクティブ療法より優れているとしており，大きな問題をはらんでいる。

② プロアクティブ療法が優れているという結果は出ていない

　そのほかにプロアクティブ療法がよいとする学会発表を聞いたことがあるが，それらの学会発表では，どの程度皮疹が改善したら，リアクティブ療法やプロアクティブ療法に移行するのか明確に示されていない。またリアクティブ療法を行う場合でも，どの程度の皮疹が生じたら，どのクラスのステロイドを使用するのか，あるいはどの程度改善したら治療を中止するのか，具体的に示されていない。使用する外用ステロイドの強さによって，治療結果はまったく異なるので，どの時点でプロアクティブ療法に移行するのか，あるいは治療を中止するのか明確な基準が示されないと議論にはならない。

　実際，皮疹が消失し，痒みがなくなったら，その部位にステロイド外用薬を中止しても，再燃はほとんどない。学会などで，プロアクティブ療法の発表をみると，再燃するのは完全に皮疹が消失していないうちに治療を中断してしまった症例である。もう少し治療を続けていれば，再燃はほとんどないと思われる症例が少なくない。

　少なくとも皮疹が消失せず，痒みが残っている部位が1つでもあれば，患者は掻くことをやめることができず，そこからまた皮疹が再燃する。つまりプロアクティブ療法がよいとする発表をみると，まだ皮疹が完全に消失しないうちに治療を中止すると，再燃するので，治療を継続したほうがよいということのようである。実際皮疹が完全に消失するまで皮疹部位だけに治療を行えば，再燃することはほとんどないが，中途半端に治療を中止すると，残っている皮疹から再燃することが多いからである。

　プロアクティブ療法とリアクティブ療法との比較試験の論文[4]のabstractではなく本文を読む限り，プロアクティブ療法がリアクティブ療法よりよいとする結果は得られていない。また，将来プロアクティブ療法とリアクティブ療法の正しい方法での比較試験が行われたとしても，長期間にわたる外用薬使用に対する副作用の検討がなされていないことが問題である。少なくとも筆者の経験では，リアクティブ療法で，完全にアトピーをコントロールすることが可能であるし，またプロアクティブ療法で，全身の皮膚の萎縮と毛細血管拡張がみられた患者がいることも事実である。

　プロアクティブ療法では寛解後も治療を継続するので，再燃が少ないのは当たり前である。プロアクティブ療法がリアクティブ療法より優れていることを証明するためには，再燃の回数を指標にするのではなく，長期にわたる副作用の有無の検討をしなければならない。

■ 文　献

1) Tang TS, et al：Are the concepts of induction of remission and treatment of subclinical inflammation in atopic dermatitis clinically useful? J Allergy Clin Immunol. 2014;133(6):1615-25.

2) Schmitt J, et al:Efficacy and tolerability of proactive treatment with topical corticosteroids and calcineurin inhibitors for atopic eczema:systematic review and meta-analysis of randomized controlled trials. Br J Dermatol. 2011;164(2):415-28.
3) 武岡伸太郎,渡辺晋一,他:酒皶様皮膚炎に対するメトロニダゾール内服療法の治療効果の検討.臨皮. 2015;69(9):701-6.
4) Fukuie T, et al:Potential preventive effects of proactive therapy on sensitization in moderate to severe childhood atopic dermatitis:A randomized, investigator-blinded, controlled study. J Dermatol. 2016;43(11):1283-92.
5) Ring J, et al:Guidelines for treatment of atopic eczema (atopic dermatitis) part I. J Eur Acad Dermatol Venereol. 2012;26(8):1045-60.

4章

正しい外用薬の使い方

6 アトピー性皮膚炎を含む湿疹・皮膚炎の治療原則

1 原則①：掻かないようにする治療

　アトピー性皮膚炎をはじめとする湿疹・皮膚炎では，接触皮膚炎以外は物理的・機械的な掻破をやめることができれば，治癒することが多い。そのため手が届かない部位には湿疹病変がみられないのが普通である。たまに手が届かないところに湿疹がみられる人もいるが，それは"孫の手"などの器具や，入浴時にタオルなどで擦っているためである。

　いずれにせよ湿疹・皮膚炎では，掻かないようにする治療が求められるが，瘙痒がある場合，掻かないようにすることは困難である。少なくとも掻かないように我慢できる人は湿疹・皮膚炎になることはないからである。病院を受診する患者は，掻くのを我慢できず，掻破によって湿疹・皮膚炎が生じた人なので，このような患者に「掻かないで下さい」と言っても，聞き入れてくれないのが普通である。

2 原則②：痒みと掻破の悪循環を断ち切る

　掻くことによって湿疹が生じるメカニズムはまだ不明であるが，図1のように考えることができる。つまり痒みがあれば，人はそれを我慢することはできず，皮膚を掻いてしまう。しかも痒みがあれば，掻くことをやめることができず，掻き続ける。その結果皮膚に傷ができ，痛みを感じるようになる。痒みと痛みを感じる神経は別のものだということが最近わかったようであるが，それぞれの神経は交差していると考えられており，痛みが生じると，痒みは消失するという。痛みは脳内のモルヒネ様物質が出されると

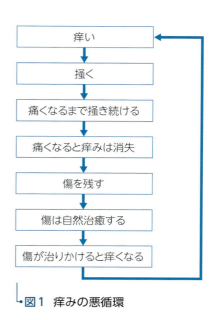

図1　痒みの悪循環

軽減されるため，やがて消失して，眠れるようになる．つまり痒くて眠れない人は，血が出るまで掻き壊して，痛くなると痒みは消失し，眠れるようになる．

ただし掻破により皮膚が傷つくと，創傷治癒の過程で炎症が起こり，また痒くなる．掻けばさらに皮膚を傷つけるので，湿疹・皮膚炎はさらにひどくなる．その結果，掻破が皮膚炎を生じ，皮膚炎がさらに瘙痒を促すという，悪循環が生じてしまう（図2）．したがって湿疹・皮膚炎治療の原則は掻かないようにすることである．しかし既に述べているように抗ヒスタミン薬は第1世代，第2世代とも湿疹・皮膚炎の痒みを抑えることは困難であるため，掻くのをやめることができない．

3 原則③：ステロイド治療による好循環をめざす

ステロイド外用薬は直接痒みを抑えることはできないが，炎症を抑えることによって，二次的に痒みを軽減させ，掻かないようにすることができる（表1）．「痒いから掻く→掻くから湿疹がひどくなる→湿疹がひどくなるとかゆみが増す」という，痒みと掻破の悪循環（図2）から，抜け出すことが一番の治療法になる．治療により「皮膚の炎症を抑えれば，痒みが軽減する→痒みが軽減すれば掻かなくなる→掻かなければ湿疹は良くなる→湿疹が良くなれば，さらに痒みが減る」という良い循環（図3）にもっていけば，湿疹は良くなる．

良い循環にもっていくことができる最も有効な治療法は，皮膚の炎症を抑えることができる強さのステロイドを外用することである（表2）．①炎症を抑えることができない弱いステロイドの使用や，②少量しか外用しない，③ステロイドを稀釈する，④保湿剤を外用してからステロイドを外用するなど不適切なステロイド外用療法では，皮膚の炎症を十分抑えることができないため，掻破をやめることができず，治療が長引く．

治療が長引けば，当然ステロイドの外用が長期におよび，ステロイドの皮膚局所の副作用が目立つようになる．炎症を抑えることができるステロイドを外用すれば，

表1 湿疹・皮膚炎に対する治療の原理

- 接触皮膚炎以外の湿疹・皮膚炎は物理的・機械的な刺激（掻破や擦るなど）をやめることができれば，治癒する
- 抗ヒスタミン薬は痒みを抑えることはできない
- ステロイド外用薬は直接痒みを抑えることはできないが，炎症を抑えることによって，二次的に痒みを軽減させる

皮膚の炎症を抑えれば，痒みが軽減する→痒みが軽減すれば掻かなくなる→掻かなければ湿疹は良くなる→湿疹が良くなれば，さらに痒みが減る

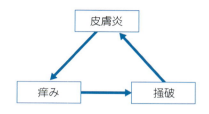

掻き壊すことによって，皮膚炎はさらに悪化する

図2 痒みと掻破の悪循環

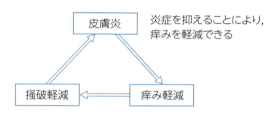

炎症を抑えることにより痒みは軽減し，掻かなくなる。
掻かなくなれば皮疹はさらに軽快する

図3 治療による皮膚炎の好循環

表2 強いステロイド外用薬を使用する理由

- ①炎症を抑えることができない弱いステロイドの使用，②少量のステロイドの使用，③ステロイドを保湿剤などで希釈，④保湿剤をつけてからステロイドを外用（保湿剤と重層）などの不適切なステロイド外用療法は皮膚の炎症を十分に抑えることができない
  - →掻破をやめることができず，治療が長引く
  - →治療が長引けば，ステロイドの外用が長期に及ぶことになる
  - →ステロイドの皮膚局所の副作用が目立つようになる
- 炎症を抑えることができる強さのステロイドを外用すれば，皮膚の炎症を抑えることができる
  - →すぐに湿疹・皮膚炎は改善する
  - →短期間で治療をやめることができる
  - →皮疹を掻くこともなくなり，再燃することもほとんどない

　すぐに湿疹・皮膚炎は改善し，治療をやめることができる。また良くなれば皮疹を掻くことがなくなり，再燃することもほとんどない（**表2**）。
　表3にアトピー性皮膚炎を含む湿疹・皮膚炎の治療原則を示す。また**表3**のような治療をしても，改善が乏しい場合は**表4**のような原因を考える。また湿疹・皮膚炎患者に対して，最低限必要な説明を**表5**に示す。

表3 アトピー性皮膚炎を含む湿疹・皮膚炎の治療原則

- ステロイド外用薬の種類：皮疹の炎症を十分抑えることができる強さのステロイド外用薬を選択
  - 炎症を抑えることができないステロイドを選択してはいけない
  - 皮疹の重症度でステロイドを選択するべきで，皮疹が存在する部位や，年齢によってステロイドを選択してはいけない
- ステロイド外用を稀釈したり，重ね塗りをせず，直接皮膚に塗布する
- 外用回数：1日2回
- 塗布量：多少べとつくぐらい塗る（ティッシュペーパーがつくかつかないぐらい）
- 塗布部位：炎症がある部位のみ（多少周りにはみ出てもよい）
- 塗布を中止するとき：炎症がなくなり痒みがなくなった部位にはステロイド外用をやめる
- 治療期間：皮疹が存在する限り，治療を継続する（皮疹が良くなったからと言って，むやみにステロイドのランクを落としたり，投与量や投与回数を減らしたりしてはいけない）

表4 湿疹・皮膚炎（アトピー性皮膚炎を含む）にステロイドを使用しても良くならないときに考えること

- 診断の誤り（接触皮膚炎など）
- 治療が適切か？（不適切なステロイド外用療法ではないのか）
- 患者が指示通りの治療をしない（薬剤師や医師の指示によることもある）
- 患者の生活習慣（手洗いや洗髪など）
- 患者が掻くことをやめることができない
- ステロイドの副作用を皮疹の悪化と間違える

表5 湿疹・皮膚炎患者に対する最低限必要な説明

- 入浴などで軽く皮膚の汚れをとって，ある程度皮膚が乾燥してから
- 強力なステロイド軟膏を，多少べとつくぐらい，湿疹部位のみに1日2回外用
  （1〜2週間程度で良くなるので）湿疹が良くなった部位にはステロイドを外用しない
- 湿疹がまたでたときには，患部だけにステロイド軟膏を1日2回外用

4 原則④：患者がすぐに治療効果を実感できる治療薬を処方する

　湿疹・皮膚炎を早く良くするためには，強力なステロイド外用薬を使用して，できるだけ早く掻かないようにさせることが重要である。患者のアドヒアランスが低いのは，治療効果が乏しい薬を処方するからである。患者がその治療効果を1週間で実感できれば，医師の指示通りの治療を積極的に行うのが普通である。そのためには，患者がすぐに治療効果を実感できる治療薬を処方しなければならない（表6）。
　また治療効果が乏しい内服薬はできるだけ処方しないほうがよい。なぜならば，皮疹が広範囲であると，皮疹部位すべてに外用薬を塗布するよりは，内服薬を飲んだほうが患者にとって楽なため，経口薬は指示通りに服用するが，外用薬を指示通りにつけないことが多いからである。その結果，外用薬を適切に使用しない患者が

表6 患者のアドヒアランスを高めるために

- 治療効果を1週間以内で実感できれば，患者は医師の指示通りの治療をする
- 治療効果が乏しい薬を処方すると患者は治療を継続しない

そのために
- 患者がすぐに治療効果を実感できる外用薬を処方しなければならない
- 外用薬と同時に経口薬を投与すると，経口薬は服用するが，外用薬を指示通りにつけない患者が多い

- 治療効果が乏しい内服薬は処方しないほうがよい
- 皮疹が広範囲であると，外用薬よりは内服薬のほうが患者にとってコンプライアンスが良いからである

増え，アトピー性皮膚炎が悪化したり，難治となる可能性が高くなる。

　もちろんアトピー性皮膚炎は，汗をかく夏期や乾燥時の冬期には再燃することがある。しかし再燃した皮疹に対しても，すぐに強力なステロイドを外用すれば数日のステロイド外用で良くなり，disease freeの状態を保つことは決して難しくない。患者が早めに外用すれば，すぐに良くなることを実感さえすれば，患者はその医師の言うことを信用し，その指導をきちんと守るものである。アドヒアランスが高まらないのは，医師の指示通りに治療しても良くならないことを，患者が実感した場合である。

5章
アトピー性皮膚炎に対する新しい治療

5章 アトピー性皮膚炎に対する新しい治療

1 ステロイド外用薬以外の薬剤

1 新薬開発の背景

　他章で述べてきたように，アトピー性皮膚炎は，炎症を十分抑えることができる強力なステロイド外用薬を，皮疹部位だけに1日2回，多少べとつくぐらいつければ，数週間以内に寛解する。また皮疹が再燃したら，すぐに再燃した部位だけに強力なステロイド外用薬をつければ，数日で寛解するため，アトピー性皮膚炎はコントロールが可能な疾患である。

　しかし，日本に限らずステロイド外用薬を忌避する患者や医師がいるので，ステロイド外用薬以外の治療を求める人は多い。特に日本の皮膚科医は皮膚疾患治療の専門家であるにもかかわらず，海外と比べ強力なステロイド外用薬を忌避する医師が多い。そのため，治療に際しては，なるべくステロイドを使用しない旨を患者に説明することが多く，ますますステロイド外用薬を忌避する患者が増えているようである。そもそも脱ステロイド療法を提唱したのはほかならぬ皮膚科医であったことを忘れてはならない。

　しかし，不思議なことに，ステロイド外用薬は忌避するが，ステロイドの内服は許容している皮膚科医は多い。つまり日本では脱ステロイド療法の暗い影が今でも根強く残っていて，このためかどうかはわからないが，日本では欧米と比べ重症アトピー性皮膚炎患者が多いことが知られている。

　このようなステロイドの外用を忌避する患者や医師をターゲットとした治療法が，世界中で開発されている（表1）[1]。ただし表1は少し古いデータ（2014年）なので，既に開発が終わり市場に出たものもあるが，開発がうまくいかず，途中で消えたものもある。

　いずれにせよステロイドを忌避する患者に対しては，ステロイド外用療法の有効性と安全性をていねいに説明し，ステロイド外用薬の有用性を認知してもらえば，高いお金を払い，将来にわたる副作用の懸念がある薬を使用する必要はない。その意味ではこれから発売される，あるいは現在開発中のアトピー性皮膚炎治療薬は，製薬会社の営業戦略に乗った薬と疑いたくなる。

　アトピー性皮膚炎患者を治療する医師は，これらの企業戦略に乗せられることな

表1 アトピー性皮膚炎治療薬開発状況（2014年）

化合物	メーカー	作用機序	投与	開発状況
デュピルマブ*1	サノフィ	ヒト型抗IL-4受容体抗体	注射	Phase Ⅲ
AN-2728	アナコア	PDE4阻害型	経口	Phase Ⅲ
フェザキヌマブ（ILV-094）	ロックフェラー	ヒト型抗IL-22抗体	注射	Phase Ⅱ
CIM-331	中外製薬	ヒト型抗IL-31受容体抗体	注射	Phase Ⅱ
QGE-031	ノバルティス	ヒト型抗IgE抗体	注射	Phase Ⅱ
アプレミラスト*2	セルジーン	PDE4阻害型	経口	Phase Ⅱ
AN-2898	アナコア	PDE4阻害型	経皮	Phase Ⅱ
DRM-02	ダーミラ	PDE4阻害型	経皮	Phase Ⅱ
TA-7906	マルホ	PDE4阻害型	経皮	Phase Ⅱ
E6005	エーザイ	PDE4阻害型	経皮	Phase Ⅱ
QAW-039	ノバルティス	CRTH2受容体アンタゴニスト	経口	Phase Ⅱ
OC-000459	アトピック セラピューティックス	CRTH2受容体アンタゴニスト	経口	Phase Ⅱ
ProtoCure	ローランティス	cis-USA	経皮	Phase Ⅱ
K-252a（CT-327）	Creabilis	TrkA阻害薬	経皮	Phase Ⅱ
ASB-17061	第一三共	キマーゼ阻害薬	経口	Phase Ⅱ
KHK-4577	協和発酵キリン	不明	経口	Phase Ⅱ
PDI-192	PreCision Dermatology	不明	経皮	Phase Ⅱ
2894512	Stiefel	NSAIDs	経皮	Phase Ⅱ
WB-1001	Welichem Biotech	NSAIDs	経皮	Phase Ⅱ

＊1：デュピルマブはデュピクセント®として2018年4月に上市
＊2：アプレミラストはオテズラ®として2017年3月に上市

（文献1より引用）

く，患者にとって何がよいかをじっくり見きわめ，製薬会社のためではなく，患者のために，最も有益性が高い治療を提供しなければならない．

2 核酸医薬

① NF-kappa B decoy ODNs

アトピー性皮膚炎の動物モデルを使用した実験では治療効果があるということであるが，ヒトのアトピー性皮膚炎と動物モデルは基本的には異なる疾患である．少なくとも治療に対する反応が，動物モデルとヒトのアトピー性皮膚炎と同じである

ことを証明しない限り，今のところエビデンスはないと言える。今後のさらなる検討が必要である。

② STAT6 decoy ODNs

外用薬が有効だったというデータが出ているが，無効例もある。もちろんプラセボとの比較の二重盲検比較試験は行われていないので，結論を下すことはできない。

3 PDE4阻害薬

① 経口PDE4阻害薬

Apremilast［アプレミラスト（商品名：オテズラ®）］は，最近日本でも乾癬治療の保険適用がとれた経口薬である。アトピー性皮膚炎にも治療が試みられたが，プラセボと比べ有意差がつかなかったということである。

② 外用PDE4阻害薬

アナコア社が開発していた外用PDE4阻害薬は，2％crisaborole軟膏（EUCRISA™）として，2016年米国食品医薬品局（FDA）によって，2歳以上の軽症から中等症までのアトピー性皮膚炎の治療に認可された[2]。この薬はboron-based phosphodiesterase 4（PDE-4）inhibitor[3]で，非ステロイド系の薬剤ということで，ステロイドを忌避する患者には，朗報となっている。

日本でも治験が計画中であるが，重症患者が多いため，ステロイド外用薬とどのような使い分けを行うかは今後の課題である。おそらくstrongクラスのステロイド外用薬と同じ程度の薬効と想像されるので，タクロリムスと同じような使い方が行われるのではないかと思われる。外用薬であるため，全身的な副作用は少ないようであるが，長期にわたる外用による副作用については不明である。

4 Janusキナーゼ（JAK）阻害薬

① 経口用JAK阻害薬バリシチニブ

選択的JAK1/JAK2阻害薬Baricitinib［バリシチニブ（商品名：オルミエント®錠4mg，同2mg）］は既存治療で効果不十分な関節リウマチを適応として，日本においても製造販売承認が取得された経口剤である。アトピー性皮膚炎にもその効果が期待され，外用薬も開発が進行中ということである。

経口薬であるバリシチニブが中等度以上のアトピー性皮膚炎に使用され，プラセボと比べて有効であることが示されたが，問題はバリシチニブを投与する前に外用

ステロイドを使用して，皮疹を良くしていることである．そのためバリシチニブの治験論文[4]では，外用ステロイドを併用すれば，バリシチニブはアトピー性皮膚炎に有効であるが，バリシチニブ単独でどの程度有効かは今のところ不明としている．

また，バリシチニブ4mgでは有効であったが，2mgではプラセボと有意差がみられなかったという．つまりこの薬剤は4mg投与であれば，ステロイド外用薬と併用することにより中等症以上のアトピー性皮膚炎に有効であるということである．それならば最初からクロベタゾールプロピオン酸エステル（デルモベート®）軟膏を使用すれば，ステロイド外用薬単独で良くなるのではないかと思われるが，いかがなものであろうか．

② 選択的JAK1阻害薬ウパダシチニブ（ABT-494）

JAK1を選択的に阻害する1日1回の経口薬で，関節リウマチに対する治療薬として開発中である．さらに全身療法の対象となる中等度から重度のアトピー性皮膚炎の成人患者において，FDAより画期的治療薬［ブレークスルー・セラピー（迅速承認審査制度の1つ）］に指定され，現在治験が進められている．その他関節症性乾癬，およびクローン病を対象としたUpadacitinib（ウパダシチニブ）の第Ⅲ相試験が進行中であり，さらに，潰瘍性大腸炎，強直性脊椎炎の治療薬としての検討も進められている．

③ JAK阻害薬「JTE-052」の皮膚外用製剤

JTE-052はJT（日本たばこ産業）が創製した外用薬のJAK阻害薬であり，アトピー性皮膚炎を対象に行った第Ⅲ相臨床試験で主要評価項目を達成したと発表された．この試験結果[5]などを基に日本で同剤の承認申請をめざすとしている．

治験論文をみると3％のJTE-052であれば，タクロリムス軟膏より改善率が高いデータが得られているが，ステロイド外用薬との比較がない．そのため中等度以上のアトピー性皮膚炎に対して，ステロイドと比較してどの程度の治療効果があるかは不明である．

5 生物学的製剤

① 抗ヒトIL-31レセプターAモノクローナル抗体（nemolizumab）

IL-31は瘙痒性サイトカインであり，アトピー性皮膚炎や透析患者における瘙痒の発生に関与するとされている．nemolizumabは，このインターロイキン-31レセプターA（IL-31RA）を標的とした抗IL-31レセプターAヒト化モノクローナル抗体で，IL-31とそのレセプターの結合を競合的に阻害することにより，IL-31の

生物学的作用を抑制し，薬効を発揮すると考えられている．

264人のアトピー性皮膚炎患者を対象として，ランダム化比較試験が行われた結果[6]，nemolizumab投与群はプラセボ群と比べ，明らかに痒みを抑制した．さらに睡眠障害を改善し，またステロイド外用薬使用量を減量させることが可能であったという．ただしアトピー性皮膚炎の皮疹の改善は，プラセボ群と比べ有意であったが，その改善度は軽度で，アトピー性皮膚炎の悪化や剝脱性皮膚炎がみられた症例もあるため，アトピー性皮膚炎の皮疹に対する効果はそれほどでもないようである．そのため，アトピー性皮膚炎に対しては，後述する抗IL-4Rα抗体（dupilumab：デュピルマブ）のほうがよいように思われる．

いずれにせよnemolizumabはアトピー性皮膚炎よりは皮膚瘙痒症に対する治療効果が期待されていて，透析患者における瘙痒に対する臨床試験が行われるということである．今のところ皮膚瘙痒症に対しては，有効な薬剤がないので，この薬剤で瘙痒を止めることができれば，画期的な薬剤となる可能性がある．

② IL-22モノクローナル抗体（fezakinumab）

Fezakinumab（フェザキヌマブ）はIL-22に対する抗体の静脈注射薬で，IL-22は表皮の増殖を促し，皮膚のバリヤ機能を阻害する働きがあるとされている．この薬剤は通常の治療では反応しない中等度以上のアトピー性皮膚炎患者を対象とした臨床試験が行われ，プラセボと比べ有意の改善がみられたという[7]．しかし論文からは，改善の程度はそれほどではなく，後述するdupilumab（デュピルマブ）のほうがよいように思われる．副作用は上気道の感染症が多いということである．

③ ヒト化抗IL-13モノクローナル抗体（lebrikizumab）

アトピー性皮膚炎と一部の喘息は，タイプ2ヘルパーT細胞（Th2細胞）と呼ばれる免疫細胞のサブセットにより引き起こされるとされている．IL-4およびIL-13は，このTh2型免疫反応の誘発および維持に必要とされるサイトカインで，IL-4およびIL-13のシグナル伝達は，タイプ1およびタイプ2のIL-4受容体を介して行われるとされている．そしてIL-4は両タイプ，IL-13はタイプ2のIL-4受容体を介してシグナルを伝達するとされている．

最近このIL-13に対するモノクローナル抗体が開発され，中等症以上のアトピー性皮膚炎に対する有効性が検討された[8]．その結果ステロイド外用薬との併用において重症度を有意に改善し，忍容性は良好であることが確認された（TREBLE試験）．

ただしlebrikizumab（レブリキズマブ）を4週間に1回投与している場合は有効であったが，単回投与群ではプラセボ群と有意差はみられなかったという．またステロイド外用薬を使用せずにレブリキズマブ単独投与の場合の有効性は不明である

としている。

つまりこの薬剤は，ステロイドと併用すれば有効であるが，4週間に1回のレブリキズマブの持続的な投与が必要である。このことから後述するデュピルマブのほうが効果があると考えられる。

④ 抗IL-4Rα抗体（デュピルマブ）

国際共同治験が行われ，2018年1月にdupilumab〔デュピルマブ（商品名：デュピクセント®）〕が日本でも承認された。同年4月18日に薬価収載になり，日本でも使用できるようになったが，長期にわたる副作用は不明である。そこで治験論文からわかる範囲内でこの薬剤のデータを紹介する。また既存のステロイド外用療法との優劣を治験データから推測できる範囲内で述べる。

(a) デュピルマブとは

IL-4およびIL-13は，この アトピー性皮膚炎発症に大きく関与しているTh2型免疫反応の誘発および維持に必要とされるサイトカインである。IL-13はタイプ2のIL-4受容体を介してシグナルを伝達するとされ，IL-4αサブユニットは，タイプ1およびタイプ2の両タイプのIL-4受容体に共通する構成要素である。デュピルマブは，IL-4Rαに対する完全ヒトモノクローナル抗体の皮下注射製剤で，IL-4Rαを阻害することにより，Th2型免疫反応を誘発するIL-4およびIL-13のシグナル伝達を調節すると言われる。

(b) 臨床試験成績

デュピルマブの臨床試験では，中等症から重症アトピー性皮膚炎患者を対象として行われ，デュピルマブの単独投与治療とステロイド外用療法との併用療法の有効性を検討した[9]。これらの臨床試験のいずれにおいても，デュピルマブは単独投与またはステロイド外用療法との併用で，アトピー性皮膚炎の症状をプラセボと比べ有意に改善した。またステロイド外用薬の投与量を減らすことができたとしている。

治療成績をみるとデュピルマブ群は投与4週後あたりから急激に皮疹の改善がみられるようになり，投与12週では皮疹の程度は半分ほどに軽減したと記載されている。一方デュピルマブ群での副作用の発現率で，プラセボ群より高く，かつ発現率が1%以上であった有害事象は，注射部位反応，眼および眼瞼の炎症（発赤，腫脹，瘙痒），口腔または口唇ヘルペスであった。

また2つの中等度から高度のアトピー性皮膚炎に対するプラセボ群とデュピルマブ群とのランダム化比較試験が行われ[10]，週1回の投与でも，隔週の投与でも，デュピルマブ群はプラセボ群と比べ有意に皮疹を改善し，痒みを軽減することがわかっ

た。治療成績は投与16週後には少なくとも皮疹は75％軽減したと記載されている。上記3つの第Ⅲ相試験において，デュピルマブ群での発現率がプラセボ群より高かった有害事象は，注射部位反応，結膜炎，眼および眼瞼の炎症（発赤/腫脹/瘙痒），口腔ヘルペス（口唇ヘルペス）であり，これらは，いずれも軽症から中等症であった。

(c) 考察

　以上の治療成績をふまえて，デュピルマブは外用療法では十分なコントロールが行えない，または外用療法が推奨されない，中等症から重症のアトピー性皮膚炎の成人患者に対する治療薬として米国で承認された。しかし上記の治療成績をみると，少なくともステロイドの外用療法（不適切なステロイド外用療法は論外）と比べ，必ずしも優れているとは思えないので，この薬剤の今後の課題を以下に述べる。

　さらにこれらの治験でわかったことは，日本でエントリーされたアトピー性皮膚炎患者は欧米と比べ重症患者が多いことである。以前から日本では欧米と比べ重症のアトピー性皮膚炎患者が多いと言われているが，それを裏付けるデータになっていた。

　日本のほうが欧米より重症アトピー性皮膚炎が多いのは，人種差によるものという説もあるが，人種の問題というよりは，日本のアトピー性皮膚炎に対する治療法が欧米とは異なっているためと考えることもできる。なぜならば，脱ステロイド療法が提唱される以前は，日本でも重症アトピー性皮膚炎患者はほとんどいなかったからである。しかし日本では10年ほど前からステロイドを保湿剤で薄めて使用するとか，保湿剤で全身の皮膚を覆ってからステロイドを使用するなど，不適切なステロイド外用療法が幅広く行われるようになった。

　一方欧米では，欧州のガイドラインにもあるように，炎症を抑えることできる強さのステロイド外用薬を使用すると明記してある。さらにステロイドを保湿剤で稀釈して使用するということもない。また全身に保湿剤を塗ってから，その上からステロイド外用薬を使用するという方法もない。欧州のアトピー性皮膚炎のガイドラインにもあるように，保湿剤はアトピー性皮膚炎の皮疹にはほとんど治療効果がないので，アトピー性皮膚炎の皮疹をステロイド外用薬で良くしてから，維持療法として保湿剤を使用すると記載してある。海外では日本のようなステロイドの不適切治療が行われることはほとんどないため，日本ほど重症のアトピー性皮膚炎がいないのではないかと考えられる。

(d) アトピー性膚炎治療におけるデュピルマブの課題

1. 治療の対象

　デュピルマブの治験では，対象となったアトピー性皮膚炎はステロイドやカルシ

ニューリン阻害薬(calcineurin inhibitors)の外用でも効果がなかった中等度から重症のアトピー性皮膚炎が対象となっている。しかし，どのくらいの強さのステロイドを，1日何回，どのぐらいの量を使用していて反応しなかったのかの記載がない。またカルシニューリン阻害薬は中等度までのアトピー性皮膚炎には治療効果があるが，中等度以上の皮疹には治療効果がほとんどない。

つまり先に述べたように日本においては，重症になったアトピー性皮膚炎患者は，弱いステロイドや稀釈したステロイドを外用したり，保湿剤をつけてからステロイドの外用を行うなどの不適切なステロイド外用療法(減ステロイド療法)を受けていた患者である。しかしデュピルマブの治験で対象となったアトピー性皮膚炎患者は不適切なステロイドの外用療法によって，重症化したのか，あるいは適切なステロイド外用療法を受けているのにもかかわらず，重症化したのかの記載がない。少なくともこの治験には日本の多くの施設が参加しているが，不適切なステロイド外用療法を行っている施設が含まれている。

適切なステロイド外用療法を行っているのにもかかわらず，ステロイド外用薬に反応しないアトピー性皮膚炎患者を対象とした治療成績であれば，デュピルマブは有用な薬剤と判定することができるが，そうではないようである。今後はアトピー性皮膚炎患者に対し，強力なステロイドを単独で直接皮疹部位だけに外用する治療群とデュピルマブによる治療群との比較試験を行うべきである。

2. 治療期間

治療成績をみると週に1回，あるいは隔週に1回注射を受けると投与4週間ぐらいで急激な改善がみられ，投与12週で皮疹のスコアは半分程度の改善を示し，投与16週ぐらいたつと皮疹の改善が75%という治療成績である。

しかし筆者が治療した難治性アトピー性皮膚炎患者では，デルモベート®軟膏を1日2回，皮疹部だけに多少べとつく位外用すれば，2〜3週間で寛解状態にもっていくことが可能である。デュピルマブとデルモベート®軟膏の外用療法の比較試験がないので，単純には比較できないが，デルモベート®軟膏のほうが，デュピルマブよりはるかに短期間で痒みを軽減し，皮疹の改善がみられると思われる。

3. 副作用

・免疫機能への影響

デュピルマブはTh2を抑制する働きがある抗体なので，免疫機能に影響を及ぼす。治験のデータだけでは，今のところ大きな副作用は報告されていないが，発癌性や将来にわたる免疫機能に及ぼす影響，つまり寄生虫疾患などの感染症リスクや自己免疫疾患などを引き起こす可能性の検証はまだ不十分である。さらにデュピルマブはTh2を抑制する働きがある抗体なので，デュピルマブの投与を中止すると，Th2が再び活性化して，アトピー性皮膚炎の増悪や再燃をきたす可能性がある。実

際，治療を中止してしばらくすると再燃することが多いということである。そのためにデュピルマブの投与が長期に及ぶ可能性もある。しかし今のところデュピルマブを長期投与した場合の副作用の検証は十分行われていない。

- ステロイドとの比較

　一方，ステロイドはデルモベート®軟膏であっても，副作用は毛包炎を生じるぐらいで，適切に使用する限り，全身的な副作用はない。確かに広範囲に皮疹がみられる尋常性乾癬に長期間デルモベート®軟膏を使用して，クッシング症候群を起こした患者はいる。しかしアトピー性皮膚炎では，デルモベート®軟膏を皮疹部位だけに1日2回，多少べとつくぐらいつければ，外用した部位は数週間以内に寛解するため，外用をやめることができる。もちろん冬季や夏季に皮疹の再燃をみることはあるが，早期に強力なステロイド軟膏を皮疹部位だけに外用すれば数日で軽快するため，大量のステロイド外用薬を長期投与する必要はない。実際重症のアトピー性皮膚炎では皮疹が広範囲に存在するため，最初の1～2週間はステロイドの投与量が100gを超えることはある。しかしその後は皮疹の面積が減少するので，ステロイド外用薬の投与量は急激に減少する。その後は，再発したときに再発した部位にだけステロイドの外用を行うので，ステロイド軟膏の使用量は非常に少ない。

　今のところデュピルマブの将来にわたる副作用が，どの程度であるかわからないが，少なくともステロイド，とりわけデルモベート®軟膏の外用であっても，皮疹部位だけに外用し，皮疹が消失した部位にはステロイドを外用しないようにすれば，毛包炎を生じることはあっても，ステロイド外用薬による全身的な副作用や局所の副作用はほとんどみられない。

4. 対費用効果

　デュピルマブは抗体製剤なので，かなりの高額である。一方，デルモベート®軟膏は，値段は安く，広範囲に外用しても，値段を心配することはない。しかも短期間で皮疹は良くなるため，外用する投与量は急激に減る。そのため皮疹の減少とともに，医療費も軽減できるので，デュピルマブよりはるかに医療費は安い。

5. 総合評価

- 適切なステロイド外用療法にとって代わる治療ではない

　デュピルマブによる治療では，皮疹の消失あるいはほぼ消失に至るまで，長期間を要していることや値段が高いこと，さらに将来にわたる副作用が懸念されることから，適切なステロイド外用療法にとって代わる治療とは思われない。

　なぜなら中等度から高度のアトピー性皮膚炎が治療の対象となっているが，日本の中等度から高度のアトピー性皮膚炎は，不適切な外用治療で難治性となった患者がほとんどであるからである。強力なステロイド外用薬を1日2回皮疹部位だけに多少べとつくぐらい外用すれば，2～3週間程度で，皮疹はほぼ消失する。そのた

めデュピルマブ投与とクロベタゾールプロピオン酸エステル（デルモベート®）外用の比較試験を行えば，デルモベート®軟膏の外用療法のほうが，治療期間，副作用，対費用効果の点のいずれでも優ると思われる．

しかもデルモベート®軟膏で寛解にもっていけば，当分のあいだ再燃することはないし，再燃しても皮疹部位だけにデルモベート®軟膏をつければ，すぐに軽快する．デュピルマブでは治療を中止すると，再燃することが多いことを考えると，デルモベート®軟膏のほうが，アトピー性皮膚炎治療に関しては，すべての評価項目で優れていると思われる．

- ステロイドの外用ができず重症化した患者には有用かもしれない

しかしステロイド忌避する患者は少なくない．あるいは1人暮らしのため，ステロイドを背部などの皮疹部位すべてに外用できない患者もいる．このようなステロイドの外用ができなくて重症化した中等症以上のアトピー性皮膚炎患者には，デュピルマブは有用な薬剤かもしれない．

- 安全性や経済性を比較するとステロイドに軍配

いずれにしてもデュピルマブの治験論文を読むと，不適切なステロイド外用療法を行って重症化したのか否かの記載がなく，患者の背景がはっきりしていない．何よりもTh2免疫反応に影響を及ぼす全身療法であるため，長期にわたる全身的な副作用は，皮疹部位だけにステロイドの外用を行う局所療法とは比較にならないほど大きいと思われる．さらに医療費の問題がある．またTh2免疫反応に影響を及ぼす全身療法であるため，治療をやめたあとの再燃はないのかという懸念もある．

今のところ強力なステロイドを皮疹部位だけに外用する治療法とこの生物学的製剤との直接の比較試験がないので断定できないが，臨床効果が同じであっても，安全性や医療経済上どちらに軍配が上がるかというと，ステロイドのほうに軍配が上がるのではないかと思われる．

実際，1年間にわたるデュピルマブの長期投与の臨床試験[11]では，重篤な副作用が5％みられた投与群もあり，またいずれの治療群もステロイド外用薬を併用している．つまりステロイドの外用を行わないと，良い治療成績を得ることはできないようである．つまりデュピルマブを使用することによって，外用するステロイドのランクを落とすことが可能であるが，それ以上のメリットはないのかもしれない．いずれにせよアトピー性皮膚炎の治療の選択肢が増えたことは，良いことであるが，国民皆保険制度を堅持している日本では，本来適切なステロイド外用療法によってコントロールすることが可能なアトピー性皮膚炎に対し，デュピルマブが不必要に使用され，さらなる医療費の増大に拍車がかかることが懸念される．

- 米国では第一選択薬ではない

以上のことをふまえて，米国ではデュピルマブは，外用療法では十分なコントロー

ルが行えない，または外用療法が推奨されない，中等症から重症のアトピー性皮膚炎の成人患者に対する治療薬として承認されている。つまり外用療法の次の選択肢ということで，第一選択薬ではない。

(e) 日本での認可

日本でも2018年1月にデュピクセント®という商品名でデュピルマブが認可された。通常成人にはデュピルマブを初回に600mg皮下投与し，その後は1回300mgを2週間間隔で皮下投与することになった。効能効果は既存治療で効果不十分なアトピー性皮膚炎であるが，具体的には「ステロイド外用剤やタクロリムス外用剤等の抗炎症外用薬による適切な治療を一定期間施行しても，十分な効果が得られず，強い炎症を伴う皮疹が広範囲に及ぶ患者に用いる」ことになっている。しかし日本の重症アトピー性皮膚炎患者のほとんどはステロイドやタクロリムスなどの外用剤を使用しているが，「適切な治療」でないことが多い。

適切か適切でないかの線引きはきわめてあいまいであるが，日本の重症アトピー性皮膚炎患者は不適切なステロイド外用療法（保湿剤でステロイドを稀釈する，保湿剤を塗ってからステロイドを重層するなど）で，重症になった患者がほとんどである。そもそもアトピー性皮膚炎はコントロール可能で，適切なステロイド外用療法を受けているアトピー性皮膚炎患者は重症になることはない。そのためデュピクセント®の添付書類にある対象となるアトピー性皮膚炎の説明は整合性を欠く。おそらく治験の段階では不適切な治療で重症となった患者が，エントリーされたためと思われるが，不適切治療で治らなかったのであれば，適切な外用療法を行えばよいだけのことである。

さらに「本剤（デュピクセント®）投与時にも保湿外用剤を使用すること」と，保湿剤メーカーのためと思われる不適切な記載もある。そもそも保湿剤はアトピー性皮膚炎の治療薬ではないし，アトピー性皮膚炎に有効という証拠もない。保湿剤はあくまでアトピー性皮膚炎の再燃や再発を防ぐために，アトピー性皮膚炎が寛解したあとの維持療法として使用するものである。これをデュピクセント®投与時にも継続使用するというのは理解できないし，保湿剤の使用を保険で認めれば，外用面積が大きいので，医療費増大の原因にもなる。

実際，アトピー性皮膚炎の皮疹がある部位に保湿剤が使用されていた患者を多く診察しているが，改善しないばかりでなく，掻破により悪化している患者が多い。適切なステロイド外用療法を行えば，保湿剤を使用しなくても，寛解状態にもっていくことができるのにである。また欧州のアトピー性皮膚炎のガイドラインでも保湿剤がアトピー性皮膚炎に有効とのエビデンスは乏しいとも記載されているし，米国のガイドラインでも保湿剤はアトピー性皮膚炎の治療薬の項目にはなく，スキン

ケアの項目に記載されている。

6 新しいアトピー性皮膚炎治療薬のまとめ

　まだデータは出そろっていないため，不明の点が多いが，新しいPDE4阻害薬やJAK阻害薬の外用薬は中等度までのアトピー性皮膚炎に使えるようである。そのためタクロリムスと同じような使い方になると考えられるが，経験がないため，長期にわたる使用での副作用はわかっていない。

　また，経口のPDE4阻害薬の一部は開発が断念され，JAK阻害薬はステロイド外用薬との併用が必要であり，今のところステロイド外用薬を超えるものではないようである。また生物学的製剤もいくつか開発されているが，アトピー性皮膚炎に対しては，ステロイド外用薬の併用が必要であったり，アトピー性皮膚炎の改善率が低かったり，それほど期待が持てるものはない。

　その中で最も期待できるものはデュピルマブであるが，これとても適切なステロイド外用療法を超えるものではないようである。しかし日本ではメーカーのために間違った情報や粉飾したデータを積極的に述べる医師が大勢いる。そこで以下に今後の懸念を述べることにする。

7 今後の懸念

① 新薬を処方する日本の医師への提言

　新薬を処方する医師は，スポンサードセミナーや学会で一方的に講演される新薬のメリットばかりでなく，新薬のデメリットをもきちんと患者に説明しなければならない。メリットとデメリットをきちんと説明したあとに患者のインフォームドコンセントを得るのは医師として，当たり前のことではあるが，日本ではこれが十分に行われてこなかった。患者に説明するためには，新薬のデメリットもきちんと知っておく必要がある。

　しかし新薬の勉強のために学会に出席しても，講演会では新薬のメリットを強調し，デメリットをほとんど言わなかったり，強調しないことが多い。たとえばデュピクセント®を処方する医師は，デュピクセント®は重症アトピー性皮膚炎に対して有効であるが，①医療費が高いこと，②治療をやめると再燃すること，そのため治療が長期に及ぶことになるが，③長期にわたる薬の副作用はまだ十分わかっていないこと，を説明しなければならない。また同時に適切なステロイド外用療法も治療の選択肢の1つであることを説明しなければならない。

　そのときに，①強力なステロイド外用薬を使用すれば，重症のアトピー性皮膚炎

でも寛解すること，②皮疹部位だけにステロイドを外用し，良くなった部位には外用しないようにすれば，副作用の懸念はほとんどないこと，③数週間の治療で寛解にもっていくことが可能なこと，④1箇所でも掻破する部位があれば，その部位の外用をやめない限り，当分再燃することはないこと，⑤医療費はきわめて安いこと，⑥欠点として寛解するまでは皮疹がある部位には，毎日2回多少べとつくぐらい外用しなければならないこと，を説明し，重症アトピー性皮膚炎患者にはデュピクセント®の皮下注か，デルモベート®軟膏の外用かの2つの治療法を提示することが大切である。

簡単に言えば，治療期間，治療費，副作用の点では強力なステロイド外用療法が優れるが，毎日1日2回ステロイドを外用するのが面倒で，治療費が高くても，あるいは多少時間がかかっても，また再燃を繰り返してもデュピクセント®のほうがよいという患者にはデュピクセント®で治療を行ったほうがよいかもしれない。

■ 文 献

1) 石井直人, 他：PDE4阻害薬のアトピー性皮膚炎への適応. 日薬理誌. 2014；144：154-9.
2) Paton DM：Crisaborole：Phosphodiesterase inhibitor for treatment of atopic dermatitis. Drugs Today (Barc). 2017；53(4)：239-45.
3) Paller AS, et al：Efficacy and safety of crisaborole ointment, a novel, nonsteroidal phosphodiesterase 4 (PDE4) inhibitor for the topical treatment of atopic dermatitis (AD) in children and adults. J Am Acad Dermatol. 2016；75(3)：494-503.e6.
4) Guttman-Yassky E, et al：Baricitinib in adult patients with moderate-to-severe atopic dermatitis：a phase 2 parallel, double-blinded, randomized placebo-controlled multiple-dose study. J Am Acad Dermatol. 2018 Feb 1. pii：S0190-9622(18)30129-4.
5) Nakagawa H, et al：Efficacy and safety of topical JTE-052, a Janus kinase inhibitor, in Japanese adult patients with moderate-to-severe atopic dermatitis：a phase II, multicentre, randomized, vehicle-controlled clinical study. Br J Dermatol. 2018；178(2)：424-32.
6) Ruzicka T, et al：Anti-Interleukin-31 Receptor A Antibody for Atopic Dermatitis. N Engl J Med. 2017；376(9)：826-35.
7) Guttman-Yassky E, et al：Efficacy and safety of fezakinumab (an IL-22 monoclonal antibody) in adults with moderate-to-severe atopic dermatitis inadequately controlled by conventional treatments：A randomized, double-blind, phase 2a trial. J Am Acad Dermatol. 2018；78(5)：872-81.
8) Simpson EL, et al：Efficacy and safety of lebrikizumab (an anti-IL-13 monoclonal antibody) in adults with moderate-to-severe atopic dermatitis inadequately controlled by topical corticosteroids：A randomized, placebo-controlled phase II trial (TREBLE). J Am Acad Dermatol. 2018；78(5)：863-71.e11.
9) Beck LA, et al：Dupilumab treatment in adults with moderate-to-severe atopic dermatitis. N Engl J Med. 2014；371(2)：130-9.
10) Simpson EL, et al：Two Phase 3 Trials of Dupilumab versus Placebo in Atopic Dermatitis. N Engl J Med. 2016；375(24)：2335-48.

11) Blauvelt A, et al:Long-term management of moderate-to-severe atopic dermatitis with dupilumab and concomitant topical corticosteroids (LIBERTY AD CHRONOS): a 1-year, randomised, double-blinded, placebo-controlled, phase 3 trial. Lancet. 2017;389(10086):2287-303.

6章
アトピー性皮膚炎に合併する感染症対策

6章 アトピー性皮膚炎に合併する感染症対策

1 伝染性膿痂疹との鑑別

1 アトピー性皮膚炎に合併してみられる様々な感染症

アトピー性皮膚炎では健常人の皮膚より皮膚のバリヤ機能が低下しているので，表皮から様々な細菌やウイルスが侵入しやすくなる。そのため種々の感染症を合併しやすい。

① 細菌感染症

細菌感染症では伝染性膿痂疹が多いが，細菌が真皮に感染して発症する丹毒や蜂窩織炎は少ない。

② ウイルス感染症

ウイルス感染症では，伝染性軟属腫やカポジ水痘様発疹症（図1）が多い。しかしカポジ水痘様発疹症は適切な外用療法を受けているアトピー性皮膚炎患者には少な

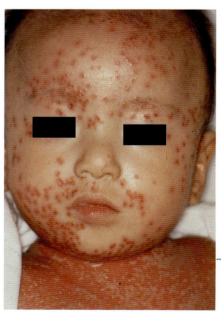

→図1　アトピー性皮膚炎患者に合併したカポジ水痘様発疹症
カポジ水痘様発疹症は不適切なアトピー性皮膚炎治療を受けている人に多い

く，不適切な治療を受けているアトピー性皮膚炎患者に多い。ウイルス性疣贅も小児に多いウイルス感染症であるが，特にアトピー性皮膚炎患者にウイルス性疣贅が多いとは限らない。

Column

■カポジ水痘様発疹症とは

カポジ水痘様発疹症は単純ヘルペスウイルスやコクサッキーウイルス，ワクチニアウイルスによる感染症で，通常これらのウイルス性の発疹は限局性にみられるが，カポジ水痘様発疹症の場合には，湿疹などの皮膚病変に感染し，掻くことによって急速に拡大するものを指す。

もとの皮膚病には湿疹，熱傷，ダリエ病などがあるが，最も広くみられるのは，アトピー性皮膚炎の湿疹病変に合併した単純ヘルペスウイルスの感染症である。通常は発熱，有痛性リンパ節腫脹と疼痛を伴う水疱が形成される（図1）。早期に治療をすれば，発疹の範囲が広がらずにすむことがあるが，広範囲にわたる発疹がみられた場合は，入院治療が必要となる。

③ 真菌感染症

真菌感染症では，頭部白癬やペットから感染する生毛部白癬は小児に多いが，特にアトピー性皮膚炎に多いわけではない。

そこで，ここではアトピー性皮膚炎の治療上最も問題となる伝染性膿痂疹について述べることにする。

2 伝染性膿痂疹

① 病態

伝染性膿痂疹は化膿球菌が外来性に直接皮膚表層に感染し，皮膚付属器に無関係に表皮角層から有棘層上層にかけて水疱・膿疱が生じる疾患で，皮疹は接触によって容易に感染し，同一個体の中でも各部位に伝播するため，俗に「とびひ」と呼ばれる。

② 原因菌

歴史的に黄色ブドウ球菌による水疱性膿痂疹と連鎖球菌による痂皮性膿痂疹に分類されているが，現在伝染性膿痂疹の皮疹からA群連鎖球菌が単独で分離されることはきわめて稀であり，痂皮性膿痂疹でも黄色ブドウ球菌単独，あるいはA群

① 伝染性膿痂疹との鑑別

連鎖球菌とブドウ球菌の混合感染によるものが大部分を占める。さらに分離される黄色ブドウ球菌の20〜30％がMRSAで，その大部分は市中MRSA（☞p124・Column表）である[1]。

③ 症状

伝染性膿痂疹は7〜9月に多くみられ，特に暑い夏には頻度が増す。初発部位は鼻孔部周辺，口周辺，四肢などの露出部位が多い。水疱性膿痂疹では，最初は小水疱が生じ，2〜3日で急速に大きくなり，しだいに膿性となる。膿疱壁は破れやすく，破れると周辺に内容物が飛散し，遠隔部にも同様の皮疹を次々と生じる。膿疱はびらん・痂皮を形成し，しだいに乾燥し，瘢痕を残すことなく治癒する。つまり臨床的には水疱性膿痂疹は大きな水疱が多発し，水疱が破れると辺縁に痂皮が付着する（図2）。一方，痂皮性膿痂疹では大きな水疱が形成されず，痂皮形成が主症状であるが，よくみると病変内に小水疱が多発している。しかも個々の病変は水疱性膿痂疹より小型である（図3）。アトピー性皮膚炎も夏季に増悪することが多いので，アトピー性皮膚炎の増悪か，伝染性膿痂疹の合併か判断に迷うこともある。

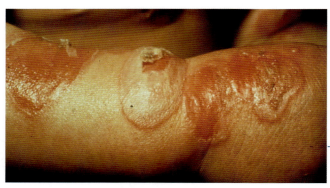

→図2　水疱性伝染性膿痂疹
大きな水疱が生じ，水疱が破れるとびらん面になる

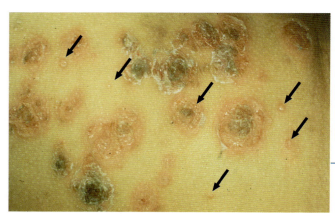

→図3　痂皮性伝染性膿痂疹
個々の皮疹は10円玉程度の痂皮を伴う紅斑局面であるが，詳しく観察すると小水疱（矢印）が多数みられる

④ 診断と鑑別

アトピー性皮膚炎患者に生じた貨幣状湿疹，自家感作性皮膚炎（図4）などの湿疹・皮膚炎がしばしば伝染性膿痂疹と誤診されている。またその逆もあるので，これらの疾患との鑑別が重要である。実際アトピー性皮膚炎が悪化して生じた貨幣状湿疹を伝染性膿痂疹と診断している医師は少なくない。

鑑別には経過をみることが大切で，たとえば炎症を抑えることができる強さのステロイドを外用しているにもかかわらず，急に全身に水疱や痂皮が生じた場合は，伝染性膿痂疹と診断する。

しかし，実際はアトピー性皮膚炎に対し不適切な外用療法を行って悪化しているアトピー性皮膚炎患者（図5）は多い。悪化したアトピー性皮膚炎の皮疹を伝染性膿

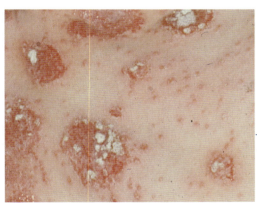

→図4　不適切治療により貨幣状湿疹・自家感作性皮膚炎を生じたアトピー性皮膚炎患者
患者は脱ステロイド療法を受けていた。皮疹に付着する白いものは亜鉛華軟膏

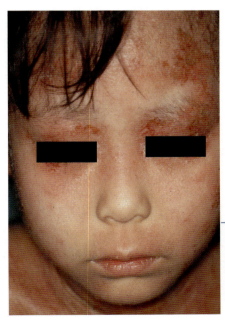

→図5　不適切な治療で増悪したアトピー性皮膚炎
不適切な治療では，皮疹の増悪のためびらんや痂皮が生じることがある。これを伝染性膿痂疹と誤診して抗菌薬の経口投与を行っても良くならないし，抗菌薬の外用や消毒はアトピー性皮膚炎の皮疹を増悪させる

痂疹として治療すると，アトピー性皮膚炎はさらに悪化する．この場合は，適切な（通常はより強力な）ステロイド外用薬を単剤で皮疹部位だけに使用すれば軽快する．

つまり鑑別には中途半端な治療をしないで，強力なステロイド外用薬を適切に使用して，その治療効果をみるとよい．不適切なステロイド外用療法では，アトピー性皮膚炎は改善しないからである．強力なステロイドの外用で軽快せず，悪化した場合は伝染性膿痂疹と考える．もちろんアトピー性皮膚炎は細菌感染症以外にウイルス感染症（カポジ水痘様発疹症など）（図1）を合併しやすいので，これらの鑑別も重要である．

ただし同一個体で，アトピー性皮膚炎と伝染性膿痂疹が合併することがある（図6）．特に痂皮やびらんがあると伝染性膿痂疹かアトピー性皮膚炎の悪化かは鑑別が困難なこともある．皮疹を詳細に観察すれば，伝染性膿痂疹の皮疹は湿疹病変ではないので，アトピー性皮膚炎とは異なるが，個々の皮疹がどちらか区別がつかない場合は，皮疹部にステロイドの外用を行い，同時に抗菌薬の内服を行えばよい．

⑤ 細菌培養検査の際の注意点

細菌培養検査で細菌が分離された場合，感染（infection）か定着（colonization）かを鑑別する必要がある．鑑別には細菌が分離された病変部に感染症状，つまり発赤，腫脹，疼痛，熱感の四徴があるかどうかを確認する必要がある（☞p122・表20）．ただし伝染性膿痂疹の場合は発赤，腫脹，疼痛，熱感などの感染症状がはっきりしないため，湿疹との鑑別が困難なことがある．そこで膿があることが重要な指標になる．また培養した菌量が多いか少ないかで感染か定着かをある程度区別することも可能であるが，正確ではない．

細菌が皮膚に定着している場合は，全身の抗菌薬投与の必要はない．たとえば湿疹・皮膚炎群の病変から細菌培養を行うと，種々の細菌が分離されることが多い．

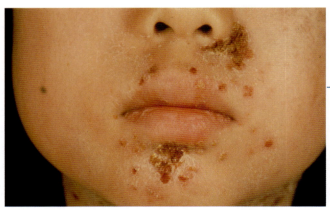

→図6 アトピー性皮膚炎に合併した伝染性膿痂疹

アトピー性皮膚炎をステロイド外用薬で適切にコントロールしないと掻破のため，伝染性膿痂疹を生じることがある．この症例は顔全体の皮膚に軽度の紅斑と落屑があり，アトピー性皮膚炎とわかるが，痂皮が付着している部位は伝染性膿痂疹である

しかし培養された細菌は，単に病変部に定着しているだけのことが多く，ステロイド外用薬で湿疹・皮膚炎病変を治療すると，そこに定着している細菌も自然に消失する[2]。そのため，細菌培養検査で細菌が得られたからといって，抗菌薬の投与を安易に行うべきではない。

⑥ 治療

伝染性膿痂疹の診断がついたら直ちに治療を開始する。症状が治まれば治療を中止するが，溶連菌によるものはリウマチ熱や溶連菌感染後腎炎の発症を予防するため，治癒後10日間は経口抗菌薬の投与を行ったほうがよいとされている。

(a) 全身状態が良く，比較的限局した伝染性膿痂疹

抗菌外用薬でも治癒が可能である。ただし汎用されているゲンタマイシン(GM)軟膏は黄色ブドウ球菌の半数以上に耐性なので，ナジフロキサシン(NDFX)軟膏かフシジン酸ナトリウム(FA)軟膏の外用を行う。NDFXはFAより耐性菌の誘導が少なく，FAより市中MRSAに有効である。

MRSAによる伝染性膿痂疹では，2％ムピロシン(MUP)軟膏が有効であるが，耐性菌を誘導することが多いので，日本ではMRSA感染症には保険適用がない。その代わり鼻腔内にMRSAを保有しているMRSA保菌者に対し，3日間の鼻腔内への外用が保険で認められている。

(b) 広範囲に存在する伝染性膿痂疹やアトピー性皮膚炎などの湿疹・皮膚炎に合併した伝染性膿痂疹

経口抗菌薬の投与を行う。抗菌薬を外用する場合は湿疹・皮膚炎病変を悪化させることが多いので，伝染性膿痂疹であることが確実な部位にのみ使用する。

1. 水疱性膿痂疹

β-ラクタム系経口抗菌薬がよい。またマクロライド系薬の内服も有効である。しかし3日経っても効果がない場合はMRSAによる感染の可能性が高いので，市中MRSAに有効な薬剤に変更する。この場合ST合剤かミノサイクリン(MINO)を投与するが，MINOは8歳未満には歯牙の着色をきたす可能性があるため，使用できない。またST合剤は市中MRSAの大部分に感受性を有するため，米国では中等度以下の皮膚軟部組織感染症における第一選択の経口抗菌薬となっているが，日本では皮膚軟部組織感染症への保険適用がない。

ニューキノロンも有効であるが，16歳未満には使用しにくい。しかし最近は，小児にも適用拡大となったニューキノロン(ノルフロキサシン：NFLX，トスフロキサシン：TFLX)も存在するので，保険適用という壁はあるものの，小児にもニューキ

ノロンが使用できるかもしれない。

そのほかクリンダマイシン（CLDM）が米国では推奨されているが，日本では米国と比べCLDMは市中MRSAに対し抗菌活性が劣ることが多い。むしろ日本ではCLDMよりファロペネム（FRPM）が市中MRSAに有効なことが多い[3]。リネゾリド（LZD）の経口投与はMRSAに有効であるが，薬価も高く，日本では保険の縛りのため，いきなり外来患者には使用できない。

2. 痂皮性膿痂疹

黄色ブドウ球菌の場合は，上記と同じ治療法でよいが，溶連菌によるものもある。この場合はβ-ラクタム系経口抗菌薬を投与すればよい。皮膚科で分離される溶連菌にはほとんど耐性菌はないからである。ただし溶連菌によるものはリウマチ熱や溶連菌感染後腎炎の発症を予防するため，治癒後10日間は抗菌薬の経口投与を行ったほうがよいとされている。

3. その他の注意点

伝染性膿痂疹と思っていたら，ブドウ球菌性熱傷様皮膚症候群（staphylococcal scalded skin syndrome：SSSS）になっていることがある。SSSSになると発熱とともに口囲の潮紅と眼脂を生じ，薄い痂皮と口囲に放射状亀裂が形成される（図7）。その後，多くは下行性に全身諸所にびまん性あるいは限局性の潮紅が生じる。また同時に多数の大小の水疱形成が生じ，一見熱傷様の外観を呈する。

この疾患で特に問題となることは，全身の紅斑がみられるので薬疹と間違われることである。特に最近はMRSAによるSSSSが増えているので，β-ラクタム系抗

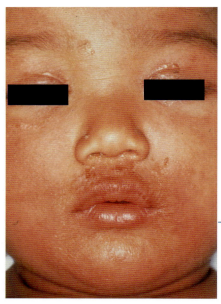

→**図7 ブドウ球菌性熱傷様皮膚症候群**
口囲の潮紅と放射状亀裂，および眼脂はこの疾患に特徴的である。MRSAによる場合は，ペニシリンやセフェムなどのβ-ラクタム系抗菌薬に反応しないため，全身の紅斑が生じると薬疹と間違われることがある

菌薬などが無効なことが多い。つまりβ-ラクタム系抗菌薬を使用していて全身の紅斑が生じると，薬疹と間違えられやすい。薬疹と間違えると抗菌薬の投与が中止され，ステロイドの全身投与が行われることが多く，その結果死亡することもある。SSSSでは，特異的な顔貌と全身の紅斑に擦過痛（皮膚を触ると痛がる）が特徴で，乳幼児では薬疹が少ないため，SSSSを念頭に置けば，SSSSを薬疹と誤診することはない[4]。

> **word** ブドウ球菌性熱傷様皮膚症候群（staphylococcal scalded skin syndrome：SSSS）とは
>
> 咽頭や鼻腔などに感染した黄色ブドウ球菌が産生する表皮剝離性毒素（ET）が血流を介して全身の皮膚に達し，広範な熱傷様の表皮の剝離を起こす疾患である。一方，表皮細胞の皮膚局所に感染した黄色ブドウ球菌が産生するETにより，その部分に水疱が生じるものが伝染性膿痂疹である。ETは表皮細胞間接着装置のデスモゾームのデスモグレインをターゲットとする毒素で，皮膚局所では落葉状天疱瘡と同じような皮膚病変を生じる。稀に成人にもSSSSが生じるが，この場合は免疫低下症例に発症することが多く，肺炎や敗血症などを併発し，きわめて重篤な状態となり，予後不良である。

重要!!
- 現在日本では，純粋な伝染性膿痂疹は減少しており，伝染性膿痂疹の多くは不適切治療により悪化したアトピー性皮膚炎に合併したものである。
- 湿潤，びらんした皮膚病変がアトピー性皮膚炎によるものか，伝染性膿痂疹か臨床的に紛らわしいことが多い。
    - 細菌培養をしても，湿潤した湿疹病変からもほぼ100％細菌が培養される。
    - 膿の有無が，ある程度は湿疹と伝染性膿痂疹の鑑別点になる。
- 湿疹病変に抗菌薬の外用を行うと，皮膚症状は悪化することが多いので，湿疹・皮膚炎であればステロイドの外用を行う。湿疹・皮膚炎が軽快すれば，そこに定着した細菌も検出されなくなる。
- 湿疹か膿痂疹かの区別が困難な場合は，抗菌薬の内服を行いつつ，皮膚病変にステロイドの外用を行う。

■ 文　献

1) 渡辺晋一：皮膚科領域細菌感染症の治療法─特にMRSA対策─. 日皮会誌. 2010；120(1)：5-9.
2) 渡辺晋一, 他：トプシムクリーム（FAPG基剤）の湿潤型湿疹・皮膚炎群に対する有用性. 西日皮膚. 1984；46(5)：1186-92.
3) MRSA感染症の治療ガイドライン作成委員会, 編：皮膚・軟部組織感染症（皮膚科領域）MRSA感染症の治療ガイドライン─改訂版─2014. 日本化学療法学会・感染症学会, 2014, p41-53.
4) 渡辺晋一：内科医に役立つ皮膚科の知識　薬疹と間違われやすい細菌感染症. 内科. 2008；101(5)：979-83.

7章
患者の願う医療とは

7章 患者の願う医療とは

1 COIとEBM

1 COIからEBMへ

　筆者は皮膚科関連の学会に出席することが多い。病態などに関してはそれなりに勉強になるが，治療に関しては別である。今話題となっているfake newsやalternative factsに類する治療法が，皮膚科関連の学会で，メーカーの意を受けた医師によって繰り返し述べられているからである。海外の教科書やガイドラインに記載されている治療と，日本のスポンサードセミナーなどで述べられている治療を行い，その治療効果を比較検討すれば，何が真実で，何を間違えているのかわかるはずである。利益相反（conflict of interest：COI）に基づいた治療から根拠に基づいた医療（evidence based medicine：EBM）へと変えないと，日本の皮膚科専門医の信頼は失墜してしまう。EBMは動物実験結果や理論に基づいた治療ではなく，医師の1人ひとりが実際に経験する治療結果，治療成績に基づくものである。もちろんその治療成績はCOIによるバイアスを排除したものでなければならない。つまり，EBMは学会や権威者にあるのではなく，医師1人ひとりの治療経験・治療結果の集積にあるということを忘れてはならない。

2 医学における利益相反とは

　COIは，ある行為により，一方の利益になると同時に，他方への不利益になる行為をいう。COIはすべての研究分野について生じるものと医学分野特有のものとがあるが，医学分野のCOI違反は深刻である。なぜならば医師や臨床研究医には「企業との関係により生じた利益」がある一方，他の研究分野にはない「患者の利益」もあるからである。何しろ「患者の利益」は生命に関わる問題となるからである。
　製薬企業などのメーカーは基本的に営利団体であるため，広告などで患者側に働きかけて関係を深めれば深めるほど，医師個人（あるいは学会などの団体）とメーカーとの間の連携が生まれれば生まれるほど，必然的に医師個人や団体の利益が国民や患者の公的利益と相反する状態が発生する。つまり，研究者個人や団体をめぐる金銭的な関係によって，研究のあり方や結果の解釈，発表などに関してバイアス

がかかる可能性がある．こういった状況をCOIと呼び，これに対していかに対処すべきかということが問題となり，COIの正確な開示が求められるようになった．もしCOIの開示が意図的になかった場合は，その著者や団体の論文は決して受理されてはならないと思う．

3 日本と海外との利益相反の違い

　日本の皮膚科学会のCOI開示は，メーカーからもらう講演料や執筆料，コンサルト料などの金額について自己申告の基準が設定されており（1社につき年間100万円以上），それぞれの限度額を超えていなければ申告なしでよいことになっている．それも過去1年間のCOIであって，それ以前にもらった金銭は，申告なしでよい．たとえば，講演料が年間99万円であれば，100万円を超えないため申告なしでよいことになる（2018年6月に自己申告の対象期間を「過去3年間」に変更するなどの改定が承認，1年間の試行期間後に完全実施の見通し）．

　たとえば政治資金規正法でも，法で決められた上限を超える寄付金は開示しなければならないが，たった1円でも低ければ，政治資金収支報告書に記載しなくてよく，ザル法と言われている．政治家はある団体から多額の寄付を受ける場合は，小分けにして何人もの個人から寄付金を受け，政治資金収支報告書に記載しなくてもよいようにしていることが多い．日本の医師も同様であり，日本皮膚科学会のCOIの規約も政治資金規正法の発想にきわめて近いものであると考える．

　しかし海外ではCOIは，発表する講演内容や論文にバイアスがかかっていることを読者に知らせるために記載するものであって，金額の大小でCOIが決まるわけではない．たとえもらった金額が少額でも，発表内容にメーカーからのバイアスがかかっている可能性が少しでもあれば，COIがあるとしなければならない．

　某学会のことである．座長が，まだ時間は十分あるのにもかかわらず，特定の質問を遮断していた．原因は座長のCOIのためで，反対する質問を受けつけなかったのである．同様なことはほかでもあり，シンポジウムや教育講演に，COIがある演者を指名して，特定の製品を宣伝していることが少なくない．

　現在，演者は必ずCOIを開示しなければならないが，座長やオーガナイザーのCOIは開示されていない．しかしCOIがある座長やオーガナイザーに選ばれた演者だけの教育講演やシンポジウムは，まさにスポンサードセミナーと同じで，公正とは言えない．

　講演の目的は，多くの医師に患者にとって有益な治療法を知ってもらうためであって，メーカーの収益を上げるためではない．もちろん，COIがある人にオーガナイザーを頼む学会側にも責任があると考える．

Column

■ 日本の皮膚科教授の問題点

　米国でも主任教授は1人であるが，その下に臨床，教育，研究の3種類の教授がいて，それぞれ役割分担がある．臨床，教育を担当する教授は医師免許を持っているが，最近の米国の研究教授は博士号は持っているが，医師免許を持っていないことが多い．一方日本の皮膚科教授は，医師免許を持っているが，研究業績で教授に選ばれることが多い．そのため教授をめざす医師の多くは，研究業績を上げるために海外に留学する．臨床目的ではなく，研究目的なので，皮膚科ではなく，基礎医学の分野に留学していることも多い．

　日本の医師は欧米の医師免許を持っていないので，欧米では研究助手として働く．医者として油が乗った貴重な時期を臨床経験の腕を上げるのではなく，ひたすら動物実験や試験管実験の助手として時間を費やすことになる．当然海外で普通に行われている世界標準治療を知る機会はほとんどない．

　しかし帰国すれば，研究業績があると，教授になってしまうことが多い．いったん日本の皮膚科教授になれば，臨床や教育も行わなければならない．そのため治療に関しては，昔からある日本の治療を踏襲するか，製薬会社に治療の教えを乞うことになる．当然製薬会社は自社製品の売り上げを伸ばすために，このような教授を取り込み，利用する．その結果日本の皮膚科治療は利益相反まみれになり，世界標準治療とは程遠いものになる．そしてこのような治療が医局員や皮膚科学会員に教えられることになる．

4 EBMとは ── エビデンスレベルはどのように決められるのか？

　近年の医学の進歩に貢献したベストテンの中にEBMがある．EBMは単に動物実験より類推された論理や権威者の意見に左右されることを回避するために，知りうる限りの疫学などの研究成果や実証的，実用的な根拠を用いて，効果的で質の高い患者中心の医療を実践するための手段である．そのためには質の高い情報収集がその鍵を握り，その結果として治験論文が注目を浴びるようになった．そのために治験論文の収集が必要であるが，根拠となるのは質の高い論文でなければならない．

　医学論文は多数発刊されているが，「真実（本当の事実）」ばかりではなく，「バイアス（偏り）」「偶然」の影響を少なからず受けている．また，「虚偽」や「捏造」の問題も少なくない．そのため様々な情報の中から，より「真実」に近い情報だけを選び出す作業が重要になる．その作業を医療に関して系統的に行うための手順がEBMになる．科学的根拠（エビデンス）はその情報が正確かどうかを決める「裏付け」であ

るが，エビデンスにも情報としての信頼性が高いものと低いものがある．そして治療法の効果に関するエビデンスレベルは次のようになっている(**表1**)．当然ガイドラインはエビデンスレベルに応じて信頼性を示すべきであるが，日本のガイドラインは，古いエビデンスレベルに沿っているものもあるので，気をつけるべきである．

表1 治療に関する論文のエビデンスレベルの分類（質の高いもの順）

I	システマティック・レビュー／randomized controlled trial（RCT）のメタアナリシス
II	1つ以上のランダム化比較試験
III	非ランダム化比較試験
IVa	分析疫学的研究（コホート研究）
IVb	分析疫学的研究（症例対照研究，横断研究）
V	記述研究（症例報告やケースシリーズ）
VI	患者データに基づかない，専門委員会や専門家個人の意見

5 EBMの落とし穴

　治験論文の収集はEBMの根幹をなすものであるが，そこには大きな落とし穴がある．インターネットで調べると治験論文は数多くあるが，メーカーにとって不都合な論文は発表されない（selective publication）．また発表された論文でも，ランダム化比較試験かもしれないが，二重盲検比較試験ではないこともある．特に日本の治験はactive placeboとの比較試験であったため（数年前からはplaceboとの比較試験になっているが），外用薬の場合は二重盲検比較試験にならず，単盲検試験である．またダブルダミーが可能な内服薬でも二重盲検となっていないものもある．こうなるとデータを恣意的に操作することが可能になってしまう．一般に論文はプラセボを置いた二重盲検化試験が最も信頼性が高いが，それでもエビデンスレベルはIではない．なぜならば，偶然の可能性やCOIなどのバイアスがあるからである．その治験が良心に基づいて行われていない場合は，大きな問題を生じることになる．そこで米国では，治験医師はCOIを公表する義務があり，その論文がメーカー側のバイアスがかかっているかどうかの判断材料を読者に提供している．さらに情報収集の網からもれることを防ぐために，メーカーに不利な治験結果が出た場合も，公表しなければならない．長い間日本ではこのような仕組みがなかったが，ようやくCOIを記載するようになり，また医薬品の治験では前もって登録しておかないと，良いデータが出ても国は認めないことになった．

　さらに問題なのは，多くの治験論文は治験結果の根幹となる診断は正しく，評価も正確に行われていることを前提にしているが，診断や評価が正確に行われているかを第三者が検証できる仕組みにはなっていないことである．そのため皮膚科領域

ではこれらの評価を写真判定と称して中央で行うことがある．しかし，この方法は一見客観的に見えるが，データの捏造を行う機会を治験者側に与えることにもなる．なぜならば，撮影条件や現像の条件を変えることにより，結果を変えることが可能だからである．特に最近は写真もデジタルデータなので，その変更や改変は容易である．そのせいか，捏造を疑わせる治験論文も存在する．このような論文も存在するため，論文の質を検討し，正確な評価をするために，複数の二重盲検比較試験を統計学的に解析した，meta-analysisやsystematic reviewがエビデンスレベルⅠとなる．

最近ディオバン®事件が問題になったが，皮膚科領域には本当に捏造論文はないのであろうか．データの捏造は日本の医薬品の根幹を揺るがすことで，捏造データで薬が認可されることは決して許されることではない．確かにEBMは我々に多大な恩恵をもたらしているが，論文の質を評価する際には，その前提となる診断や評価が正しく行われているかなどを細かく検証しなくてはならない時代になってきている．

6 日本と米国のガイドライン作成の違い

海外では，ガイドライン作成者は原則としてCOIがない人から選ばれ，日本のようにCOIがある人が多数を占めることはない．さらに米国皮膚科学会のアトピー性皮膚炎のガイドラインでは，"If a potential conflict was noted, the work group member recused him or herself from discussion and drafting of recommendations pertinent to the topic area of the disclosed interest."と記載され，潜在的に利益相反がある可能性がある人は（可能性があるだけで！），その分野での議論や論文作成に加われないことになっている．

ところが，ガイドラインによっても多少異なるが，日本の治療に関するガイドラインでは，治験を行った医師が，ガイドライン作成者になっていることが多く，欧米で言うところの COIがない人をガイドライン作成者から見つけ出すのが困難なことが多い．

実際，メーカーが作成したものが，ほとんどそのままガイドライン作成委員会の名前で発表されていると思われるものも少なくない．そのため日本のガイドラインを読む際には，そのまま信用するのではなく，海外の皮膚科教科書や海外のガイドラインと比較検討をしなければならない．日本のガイドラインにはメーカーが直接，あるいは間接的に作成したと思われる記載が少なくないからである．

7 患者の願いを第一に

　皮膚科関連のインターネットを見ると，「アトピー性皮膚炎はデルモベート®軟膏を1カ月塗れば治るとW教授が講演した」との，筆者の真の意図を汲み取らない，揚げ足取りのような書き込みがみられる。このような書き込みを誰が行ったのかは不明である。筆者が言った言葉の一部を抜き取り，それを批判することで，筆者の講演全体を否定しようとしているのかもしれない。

　しかしこの本を読んでいただければ分かるように，筆者はデルモベート®軟膏を1カ月塗れば，アトピー性皮膚炎が治ると主張しているのではない。筆者が言っているのは，

　「炎症を強力に抑えることができるステロイド軟膏を1日2回多少べとつくぐらい，皮疹部だけに2～3週間外用すれば寛解し，重症のアトピー性皮膚炎でもよくなり，痒みも軽減して，眠れるようになる。そして炎症が消失して，掻かなくなった部位には，ステロイドの外用をやめればよい。ただし，一部でも皮疹が残っていれば，そこの部位にはステロイドの外用をやめてはいけない。その部位から再燃が起こることがあるからである。その後は無治療で良いが，皮疹が再発したら，皮疹部位だけに炎症を抑えることができるステロイドの外用を行えばすぐによくなり，disease freeの状態にもっていくことが可能である」

ということである。

　アトピー性皮膚炎が軽快しないのは，医師が不適切な治療をしているか，患者が医師の言うことを聞かないからである。あるいは医師が，間違えた診断を下しているか，悪化要因となっている患者の生活習慣を見抜けないからである。さらに患者が医師の言うことを聞かないのは，医師の指示通りに治療をしても，治療効果を実感できないからである。治療効果を1週間で実感できれば，大部分の患者は医師の言うことを聞くものである。

　確かに今の国民皆保険制度では，皮膚科の診察料は専門医が診察しても専門医以外の先生が診察しても一律同じで，安く抑えられているため，皮膚科単独の標榜医は不必要な投薬や不必要な検査をしないと経営が成り立たないかもしれない。さらに疾患を良くしてしまうと，患者は来なくなるため，新規の患者の掘り起こしをしないと，経営は破綻してしまうかもしれない。そのために，意図的に治さないようにする医師がいるのかもしれないが，筆者はこのような医師がいるとは信じたくない。もし意図的に治さないようにしている医師がいるのであれば，医師としての資格はない。医師の責務は，できるだけ早く，安価な費用で患者を良くすることである。インターネット上でこのような誹謗中傷の書き込みをする人物は，いろいろな病院を受診しているのにもかかわらず，いっこうに良くならず，さらには精神的に

も追い込まれ，会社にも行けなくなったアトピー性皮膚炎患者の悲しみや悩みを知っているのであろうか。

　患者が一番願っていることは，QOL（生活の質）を改善して，日常生活を問題なく過ごせることである。そのためには皮膚科専門医は治療費があまりかからず，一刻でも早く痒みをとって，見た目をよくしてあげる責任があるし，そうしなければならない。

　本書は筆者が治療した難治性アトピー性皮膚炎患者の治療経験と欧米のガイドラインに基づいて記載したものであるが，読者の皆様には，それなりの異論・反論があるかもしれない。そのため，異論・反論がある場合は，遠慮することなく，出版社にご意見を文書でお送りいただきたいと思っている。ただし先にも述べているように，異論・反論の中にはCOIに基づくものが含まれる可能性がある。そのため，異論・反論には記載した人の責任の所在を明らかにするために，それを実際に書いた人の個人名とその所属名（会社名，病院名，団体名など）を正確に記載していただきたい。さらにその異論・反論にはCOIも必ず記載していただきたい。ただしCOIは金額の大小で決めるのではなく，異論・反論に少しでもバイアスがかかっている可能性がある場合は，金額の大小にかかわらず，すべてを記載していただきたい（タクシーチケットや懇親会の食事や弁当などを含む）。

　また，これらの異論・反論は，今後のアトピー性皮膚炎治療に役立つ可能性が十分あるので，本書が改訂される場合は，これらの意見を参考にさらなるブラッシュアップを行いたいと思っている。

索引

■ 英数 ■

数字
1FTU（1finger tip unit） 156, 177
2％crisaborole軟膏 196

A
ACD（allergic contact dermatitis） 8
atopic dermatitis 28
atopic eczema 28

C
COI（conflict of interest） 220

D
DDS（drug delivery system） 136
d-クロルフェニラミンマレイン酸塩 59

E
EBM（evidence based medicine） 220
emollient 106, 112

H
Hanifin & Rajkaの診断基準 118

I
ICD（irritant contact dermatitis） 8
IL-22モノクローナル抗体 198

J
Janusキナーゼ（JAK）阻害薬 196

L
Leiner落屑性紅皮症 22

M
moisturizer 106, 112

N
NF-kappa B decoy ODNs 195
NSAIDs 126

P
PDE4阻害薬 196
PEDs（prescription emollient devices） 119

S
selective publication 223
SSSS（staphylococcal scalded skin syndrome） 216, 217
STAT6 decoy ODNs 196

T
TARC（thymus and activation-regulated chemokine） 48
Th2優位 36
Tゾーン 23, 120

■ 和文 ■

あ
あせも 41
アダパレン 153
アトピー性皮膚炎 28
　――重症患者 31, 32
　――の主な症状 38
　――の概要 30
　――の診断基準 33
　――の定義 32
　――の病因 36
　――の頻度 35
　思春期以降の―― 43
　小児期の―― 41
　難治性―― 52, 132, 135, 147
　乳児期の―― 24, 25, 39, 41, 118
アトピービジネス 31
アドヒアランス 183, 190
アプレミラスト 196
アルメタ® 67
アレグラ® 58
アレジオン® 72
アンテベート®軟膏 57, 58, 69, 81
赤鬼様顔貌 43, 143

い
インペアード・パフォーマンス 90
一次刺激性接触皮膚炎 ☞ ICD
院内（獲得型）MRSA 124

う
ウイルス感染症 210
ウパダシチニブ 197

漆　11

え
エビデンスレベル　222
エピナスチン塩酸塩　72

お
おむつ皮膚炎　2
欧州皮膚科学会の抗ヒスタミン薬推奨度　89

か
カポジ水痘様発疹症　211
カルシニューリン阻害薬　150
痂皮　21
　──性膿痂疹　123, 212, 216
貨幣状湿疹　45, 123, 213
外因性の湿疹・皮膚炎　2
外用PDE4阻害薬　196
外用療法　97
顔の皮疹　86, 145, 147
核酸医薬　195
重ね塗り　160
痒みと掻破の悪循環　189
汗疹　41
乾癬　96
乾燥肌　113, 153
感染症　210
感染/定着　124
漢方薬　61, 92

き
キンダベート®軟膏　64
機械的刺激　174
菊皮膚炎　14, 164
丘疹－紅皮症症候群　7
金属かぶれ　17
銀杏　16

く
クッシング症候群　137
クラリチン®　67
クリンダマイシン　78
クロベタゾン酪酸エステル軟膏　64

け
ケトコナゾール　26, 120, 133
経口PDE4阻害薬　196
経皮吸収の抑制　107
血液検査　12, 46
結節性痒疹　174
減ステロイド療法　32

こ
コートリル®　64
コクラン・レビュー　116
抗アレルギー薬　88
抗IL-4Rα抗体　199
抗菌薬　64, 121
抗原特異的IgE　46
抗真菌薬　9, 64, 120
抗ヒスタミン薬　88
抗ヒトIL-31レセプターAモノクローナル抗体　197
口唇炎　167
光線過敏症　4, 5, 164
光線性皮膚炎　4
　──の分類　4
紅斑　84
紅皮症症候群　5
広範囲の苔癬化　44
異なる外用薬の混合　73, 100, 104, 160

さ
サクラソウ皮膚炎　18

し
左右差比較試験　111
細菌感染症　210
細菌培養検査　214

し
シクロスポリン　63, 64, 93, 96, 141
ジェネリック外用薬　105
ジメチコン　108
シャンプー　27
趾間型足白癬　10
市中（獲得型）MRSA　124
脂漏性皮膚炎　20, 23, 120, 165, 166
　小児──　21
　乳児──　22, 41, 118
自家感作性皮膚炎　45, 123, 213
自家製剤　104
色素沈着　142
湿布薬　9
酒皶様皮膚炎　138, 147, 168
重症例　132
出生時からの保湿剤使用　117
掌蹠　16
消毒薬　125
小児乾燥性湿疹　42
食物アレルギー　47
真菌感染症　211
診断の間違い　161
新薬開発　194
腎機能　63
尋常性乾癬　24, 25
尋常性痤瘡　153

す
スーパー抗原　126
スキンケア　173

ステロイド　133
　　——外用の治療期間　140, 157
　　——外用の回数　156
　　——外用薬　30, 69, 98, 105, 133, 150, 189
　　——稀釈　139
　　——の種類と強さの分類　151
　　——の投与量　156
　　——の内服　91
　　——の塗り方　157
　　——の副作用　137, 138, 179
　　——バッシング　140, 142
　　——皮膚症　138, 161
　　強い——　79, 87, 132, 135, 138, 145, 189, 194, 202
　　弱い——　98, 132, 138, 144, 158, 159
水疱性膿痂疹　212, 215

せ
セレスタミン®　58
世界標準治療薬　133
生活習慣　165, 173
生物学的製剤　197
接触皮膚炎　8, 12, 24
　　——の接触源　9
　　アレルギー性——☞ ACD

そ
掻破　187
　　——痕　45, 81
瘙痒　32, 38

た
タキフィラキシー　144
タクロリムス　133
ダラシン®　78
耐性菌　64

苔癬化　85, 174
苔癬様続発性紅皮症　5, 7
脱ステロイド療法　31

ち
治験　90
治療薬の外用手順　153
直接鏡検像　3

て
ディフェリン®　153
デキサメタゾンプロピオン酸エステル軟膏　64
デュピルマブ　199
デルモベート®軟膏　52, 58, 72, 75, 85, 86, 137, 141, 181
手湿疹　3, 35, 165
伝染性膿痂疹　211, 214

と
トプシム®　57
ドロコルチゾン軟膏　64
頭部浅在性白癬　24, 25
頭部の湿疹　166

な
内服療法　87

に
ニキビ　78, 153
　　——ダニ　148
　　——様発疹　138
ニゾラール®　26
日光皮膚炎　3
乳痂　21
乳児寄生菌性紅斑　3
乳児湿疹　40, 41, 118

ね
熱傷潰瘍　173
年齢　39

は
バリシチニブ　196
バリヤ機能異常　37
パッチテスト　10
パンテチン　59
パントテン酸B_5　59
廃人　145
白色癜風　21

ひ
びらん　10, 69, 122
ヒト化抗IL-13モノクローナル抗体　198
ビオチン　59
ビタミン剤　93
非ステロイド性抗炎症薬 ☞ NSAIDs
皮膚科特定疾患指導管理料　13
皮膚カンジダ症　3
皮膚が黒くなる　142
病診連携　179

ふ
フェキソフェナジン　58
フェザキヌマブ　198
フケ症　23, 166
フシジンレオ　81
フルオシノニド軟膏　57
フルメタ®　63
ブドウ球菌性熱傷様皮膚症候群 ☞ SSSS
プラスチベース®　59
プレドニゾロン　63
プレドニン®　63
プロトピック®軟膏　53, 80
プロピオン酸アルクロメタゾン　67

不適切なステロイド外用療法　133,
　　135, 160

へ

ヘパリン類似物質　57, 108, 115,
　　133
ベタメタゾン吉草酸エステル　81
ベタメタゾン酪酸エステルプロピ
　　オン酸エステル軟膏　57
米国皮膚科学会　106
　　──によるワセリンの5つの活
　　用法　116
　　──のIgE検査，TARCに関
　　する見解　48
　　──のアトピー性皮膚炎の診断
　　と評価に対する推奨度　119
　　──の乾癬に対するシクロスポ
　　リンの適用と使用法　96
　　──の抗ヒスタミン薬推奨度
　　89

ほ

ポララミン®　59
保険審査　111

保険請求　19
保湿剤　106, 113, 133, 144
　　──使用と副作用　140
　　──の全身使用　105
　　──療法　32

ま

マラセチア　21
マンゴ皮膚炎　13
眉毛の間　23

み

ミノサイクリン　63

め

メサデルム®　64
メトロニダゾール　168
目薬・点眼薬　17
免疫異常　38

も

モメタゾンフランカルボン酸エス
　　テル軟膏　63
毛嚢炎　138
毛髪の生え際部　23
毛包炎　178

や

薬学管理料　178
薬局での服薬指導　177

よ

痒疹　44

ら

ラノコナゾールクリーム　63

り

リアクティブ療法　184
リバウンド　142, 144
リンデロン®-V　81
利益相反 ☞ COI
流動パラフィン　59
臨床試験論文の検証　118
鱗屑　21, 25

れ

レブリキズマブ　198

ろ

ロアクティブ療法　182
ロラタジン　67

わ

ワセリン　133

著者

渡辺晋一（ワタナベ　シンイチ）
帝京大学名誉教授
帝京大学医真菌研究センター特任教授
浦和スキンケアクリニック名誉院長

[略　歴]
1978年　東京大学医学部医学科卒業
同　年　東京大学医学部皮膚科研修医
1979年　東京大学医学部文部教官助手
1983年　東京大学医学部皮膚科医局長
1984年　三楽病院皮膚科部長
1985年　米国 Harvard Medical School マサチューセッツ総合病院皮膚科 research fellow
1988年　帝京大学医学部皮膚科助教授
1994年　帝京大学医学部皮膚科教授
1998年　帝京大学医学部皮膚科主任教授
　　　　帝京大学医真菌研究センター教授併任
2017年　帝京大学名誉教授
　　　　帝京大学医真菌研究センター特任教授
　　　　浦和スキンケアクリニック名誉院長

[所属学会]
ISHAM (International Society for Human and Animal Mycology) 副会長 (2009-2012)，APSMM (Asia Pacific Society for Medical Mycology) 理事，日本医真菌学会理事長 (2006-2012)，日本化学療法学会理事 (2009-2013)，日本皮膚科学会東京支部長 (2008-2009)，日本レーザー医学会副理事長，日本レーザー治療学会理事，日本香粧品学会理事，日本皮膚悪性腫瘍学会理事，日本性感染症学会幹事，日本研究皮膚科学会評議員，日本乾癬学会評議員，日本皮膚アレルギー学会（現 日本皮膚免疫アレルギー学会）評議員，日本臨床皮膚科医会，日本皮膚病理組織学会，日本感染症学会，など

[受賞歴]
2013年度 日本医真菌学会賞受賞，2015年度 安田・阪本記念賞受賞

[専門分野]
医真菌学，細菌感染症，レーザー医学，皮膚病理学，美容皮膚科，アトピー性皮膚炎

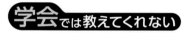

学会では教えてくれない
アトピー性皮膚炎の正しい治療法

定価（本体6,400円＋税）

2019年5月31日　　　第1版

著　者	渡辺晋一
発行者	梅澤俊彦
発行所	日本医事新報社
	〒101-8718 東京都千代田区神田駿河台2-9
	電話　03-3292-1555（販売）・1557（編集）
	www.jmedj.co.jp
	振替口座　00100-3-25171
印　刷	日経印刷株式会社

ⓒShinichi Watanabe　2019　Printed in Japan
ISBN978-4-7849-5655-5　C3047　¥6400E

・本書の複製権・翻訳権・上映権・譲渡権・公衆送信権（送信可能化権を含む）は（株）日本医事新報社が保有します。
・JCOPY ＜（社）出版者著作権管理機構 委託出版物＞
本書の無断複写は著作権法上での例外を除き禁じられています。複写される場合は，そのつど事前に，（社）出版者著作権管理機構（電話 03-3513-6969，FAX 03-3513-6979, e-mail:info@jcopy.or.jp）の許諾を得てください。

先生がこう教えてくれない
アイドル一体教育の正しい沿革